# ESTILO ALIMENTAR EVOLUTIVO

## Conquistando Saúde e Sustentabilidade com Hábitos Conscientes

Carlos Donato Silva

# ÍNDICE

# PREFÁCIO

Está cansado de dietas que não funcionam e promessas vazias para conquistar a saúde e o bem-estar que você merece? Apresentamos a você o nosso livro: "Estilo Alimentar Evolutivo: Conquistando Saúde e Sustentabilidade com Hábitos Conscientes"!

Neste livro, desvendamos os segredos por trás de uma alimentação consciente e equilibrada, guiando você em uma jornada de autodescoberta e transformação. Ao longo das páginas, você encontrará informações valiosas sobre a relação entre a alimentação e a saúde cerebral, a importância de compreender os rótulos dos alimentos, o impacto dos cereais na saúde e muito mais.

Explore o universo low carb e jejum intermitente, aprenda a personalizar seu próprio estilo alimentar e descubra como pequenas escolhas podem levar a grandes resultados. Além disso, apresentamos um programa de emagrecimento de 4 semanas para colocar em prática a alimentação consciente, ajudando você a alcançar seus objetivos de saúde e bem-estar.

Com dicas práticas e receitas deliciosas, "Estilo Alimentar Evolutivo" irá ajudá-lo a transformar seus hábitos e conquistar a saúde e sustentabilidade que você sempre sonhou. Seja você um novato na alimentação saudável ou alguém que já está familiarizado com o assunto, este livro é um recurso valioso para todos que buscam uma vida mais equilibrada e saudável.

Não perca tempo! Junte-se a nós nesta incrível jornada rumo a um estilo alimentar evolutivo e consciente, e descubra como conquistar a saúde e sustentabilidade com hábitos conscientes. Adquira já o seu exemplar e transforme sua vida para melhor!

# 1. INTRODUÇÃO: A JORNADA EM BUSCA DA SAÚDE E BEM-ESTAR

## 1.1. Contextualização do cenário atual da saúde

Vivemos em uma era de constantes avanços tecnológicos e mudanças sociais, onde as conexões globais e a disponibilidade de informações afetam nossas vidas de maneira profunda e rápida. Embora essas transformações tenham trazido muitos benefícios, como acesso a uma ampla variedade de alimentos e melhorias na medicina, também nos deparamos com uma série de desafios relacionados à saúde e ao bem-estar.

As estatísticas são preocupantes: a prevalência de obesidade, diabetes tipo 2, doenças cardiovasculares e alguns tipos de câncer está aumentando. Paralelamente, transtornos mentais como depressão, ansiedade e estresse crônico tornaram-se cada vez mais comuns, afetando a qualidade de vida de milhões de pessoas em todo o mundo.

Diante dessa realidade, é essencial repensarmos nossos hábitos e escolhas diárias, especialmente no que se refere à alimentação e ao estilo de vida. Nossas decisões alimentares têm impacto direto na nossa saúde física, mental e emocional. Portanto, é fundamental adotarmos uma abordagem mais consciente e equilibrada em relação à nossa dieta e aos nossos hábitos cotidianos.

Este livro tem como objetivo ajudar você nessa jornada de transformação. Abordaremos os principais aspectos da alimentação consciente e como ela pode auxiliar na conquista de uma vida mais saudável e equilibrada. Com uma perspectiva fundamentada em evidências e em experiências reais, você descobrirá como tomar decisões informadas e adaptar gradualmente seus hábitos alimentares e de estilo de vida para alcançar o equilíbrio e bem-estar que tanto almeja.

Juntos, iniciaremos essa jornada com coragem e determinação, caminhando em direção a um estilo de vida mais saudável e consciente. Cada escolha conta e cada passo nos aproxima do nosso objetivo final: a saúde e o equilíbrio de nosso corpo, mente e espírito.

## 1.2. A necessidade de uma alimentação consciente

Em um mundo repleto de opções alimentares e informações conflitantes, é fundamental adotar uma abordagem consciente em relação à nossa alimentação. Mas o que realmente significa ser consciente ao escolher os alimentos que consumimos? Envolve adquirir conhecimento sobre o que ingerimos, prestar atenção às nossas escolhas e entender o impacto dessas decisões em nossa saúde e bem-estar.

Optar por uma alimentação consciente começa com a busca por informações. Quando conhecemos os nutrientes presentes nos alimentos, seus efeitos benéficos e potenciais riscos à saúde, podemos fazer escolhas mais adequadas e balanceadas. Assim, conseguimos ajustar nossa dieta às nossas necessidades e objetivos pessoais, desfrutando de uma vida mais saudável e satisfatória.

Além disso, a abordagem consciente nos encoraja a ouvir os sinais do nosso corpo. Aprender a identificar as sensações de fome e saciedade, perceber como diferentes alimentos nos afetam e adaptar nossa dieta às nossas demandas energéticas são aspectos fundamentais dessa prática.

Neste livro, exploraremos diversos elementos da alimentação consciente e como aplicá-los no seu dia a dia. Discutiremos temas como a compreensão dos nutrientes e seus efeitos, a conexão entre alimentação e saúde, a importância de desenvolver hábitos equilibrados e muito mais.

Ao longo dessa jornada, você perceberá que a alimentação consciente vai além de simplesmente optar por alternativas mais saudáveis. É um caminho de autodescoberta e autoconhecimento, permitindo o desenvolvimento de uma relação mais harmoniosa e equilibrada com os alimentos e consigo mesmo. Afinal, quando nos alimentamos de forma consciente, nutrimos não apenas nosso corpo, mas também nossa mente e espírito.

## 1.3. Desafios e superação: como começar a transformação

Embarcar na jornada de transformação para um estilo de vida low carb e não industrializado pode ser desafiador, especialmente quando hábitos antigos são difíceis de abandonar. No entanto, com determinação e uma abordagem gradual, é possível superar os obstáculos e implementar mudanças significativas que se harmonizem com seu cotidiano.

Imagine que você está em uma trilha, caminhando em direção a um estilo de vida mais saudável. O primeiro passo nessa jornada é reconhecer os padrões alimentares que você deseja mudar. Talvez queira reduzir o consumo de carboidratos, eliminar alimentos processados ou incorporar mais alimentos naturais e frescos na sua dieta.

Agora, estabeleça metas realistas e alcançáveis. Como um viajante que escolhe o caminho menos íngreme e mais seguro, seja paciente e evite mudanças radicais que possam ser difíceis de sustentar. Foque em pequenas conquistas, e lembre-se de que cada passo dado na direção certa é uma vitória.

É importante adquirir conhecimentos básicos sobre os princípios da dieta low carb e cetogênica, assim como os benefícios de uma alimentação não industrializada. Com uma base sólida de informações, você terá a confiança necessária para criar seu próprio estilo de vida equilibrado, incluindo alimentação e exercícios.

Desenvolva uma mentalidade resiliente e flexível para enfrentar os desafios dessa jornada. Imagine-se como uma árvore que se adapta às mudanças climáticas, crescendo mais forte a cada tempestade enfrentada. Nos momentos de dificuldades, lembre-se do motivo pelo qual decidiu seguir esse caminho e use esses desafios como oportunidades de aprendizado e crescimento.

Por fim, busque apoio e compartilhe suas experiências com outras pessoas que estejam trilhando caminhos semelhantes. Conectar-se com amigos, familiares ou grupos de apoio pode ser uma fonte valiosa de motivação e encorajamento, ajudando você a se manter firme em sua busca por um estilo de vida saudável e equilibrado, em harmonia com suas tarefas diárias.

# 1.4. Público-alvo: para quem é este livro

Este livro foi criado pensando nas pessoas comuns, que enfrentam um cotidiano agitado, equilibrando trabalho, família, responsabilidades e momentos de lazer. Se você se vê preso no turbilhão da vida moderna, refém da indústria alimentar e com dificuldades para encontrar tempo e motivação para cuidar de si mesmo, este livro é para você. Vamos desbravar juntos o caminho para uma vida mais saudável e equilibrada, com foco em alimentação consciente e bem-estar geral.

Imaginem-se como marinheiros em um oceano de tentações, navegando pelas correntes da vida cotidiana, enfrentando tempestades de estresse e ansiedade. Este livro é como um farol que ilumina o caminho para o porto seguro da saúde e felicidade, guiando você na direção certa e ajudando a evitar os perigos ocultos.

Este livro é perfeito para:

1. Guerreiros do dia a dia: Aqueles que enfrentam as batalhas diárias do trabalho, família e responsabilidades, mas que buscam um equilíbrio entre as demandas da vida e o cuidado consigo mesmo.

2. Sobreviventes da indústria alimentar: Pessoas que desejam escapar do domínio dos alimentos processados e industrializados e resgatar o controle sobre suas escolhas alimentares, adotando hábitos mais saudáveis e conscientes.

3. Aventureiros em busca de bem-estar: Aqueles que estão dispostos a explorar novos territórios, enfrentando desafios e superando obstáculos para conquistar uma vida mais saudável e plena.

4. Construtores de laços afetivos: Pessoas que desejam fortalecer os relacionamentos com amigos e familiares, aproveitando os momentos de lazer e felicidade, e

compartilhando as conquistas na jornada rumo à saúde e bem-estar.

5. Transformadores de vidas: Indivíduos que estão prontos para abraçar a mudança e quebrar paradigmas, reinventando-se e criando um novo estilo de vida que reflita suas verdadeiras aspirações e valores.

Embarque nesta viagem conosco e descubra como este livro pode iluminar o caminho para uma vida mais saudável e feliz, repleta de escolhas conscientes e momentos gratificantes. Este é o seu convite para se juntar a nós nesta aventura, na qual todos nós somos os heróis de nossas próprias histórias.

## 1.5. Ressignificando a relação com a alimentação

Nosso relacionamento com a comida é uma parte essencial de nossas vidas e, muitas vezes, deixa de ser uma fonte de nutrição e prazer para se tornar um aspecto estressante e confuso. Este livro tem como objetivo ajudar você a ressignificar sua relação com a alimentação, transformando-a em uma experiência saudável, gratificante e consciente.

1. Desmistificando mitos e crenças: É importante quebrar mitos e crenças equivocadas sobre a alimentação, para que possamos entender o verdadeiro valor e papel dos alimentos em nossas vidas. Ao longo desta jornada, abordaremos conceitos errôneos comuns e forneceremos informações embasadas para ajudá-lo a tomar decisões informadas sobre sua dieta.

2. Estabelecendo uma conexão emocional saudável: A comida não deve ser apenas uma fonte de nutrientes, mas também de prazer e satisfação. Trabalharemos para ajudá-lo a desenvolver uma relação emocional saudável com os alimentos, cultivando o hábito de saborear cada refeição como se fosse uma

sinfonia de sabores, e reconhecer o papel que a alimentação tem em nossa vida emocional e social.

3. Foco na qualidade, não na quantidade: Acreditamos que a chave para uma alimentação consciente é priorizar a qualidade dos alimentos consumidos, como se fossem tesouros preciosos para nosso corpo, em vez de apenas contar calorias ou restringir porções. Ao aprender a escolher alimentos frescos, nutritivos e pouco processados, você estará dando um passo importante para melhorar sua relação com a comida.

4. Comida como autocuidado: Uma parte fundamental da ressignificação da relação com a alimentação é reconhecer que cuidar do corpo e da mente por meio da escolha de alimentos saudáveis é uma forma de autocuidado, como se estivesse plantando sementes de bem-estar em um jardim pessoal. Este livro incentiva você a considerar a alimentação como uma maneira de nutrir e cuidar de si mesmo, promovendo o bem-estar em todos os aspectos da vida.

5. Flexibilidade e equilíbrio: Por fim, queremos que você compreenda que uma alimentação consciente não significa rigidez ou privação, mas sim encontrar o equilíbrio perfeito, como um trapezista em seu fio. É possível desfrutar de momentos especiais, sem se sentir culpado ou excessivamente restritivo. A chave é aprender a fazer escolhas saudáveis, que se adaptem ao seu estilo de vida, sem perder de vista o prazer e a alegria que a comida pode proporcionar.

Ao ressignificar a relação com a alimentação, esperamos que você se sinta mais confiante, saudável e feliz, encontrando alegria e equilíbrio em suas escolhas alimentares, e transformando positivamente sua vida a cada garfada.

## 1.6. A importância do equilíbrio na dieta

Na busca por uma vida saudável e equilibrada, a

alimentação desempenha um papel fundamental. Assim como a célebre frase do médico e físico suíço-alemão Paracelso, no século XVI, dizia que "a diferença entre o remédio e o veneno está na dose", o equilíbrio na dieta é crucial para garantir o bem-estar.

Uma dieta equilibrada é como um mosaico de cores e sabores, onde a variedade de alimentos garante a oferta de nutrientes essenciais para o bom funcionamento do nosso corpo. A abordagem defendida neste livro busca esse equilíbrio através da escolha de alimentos naturais e minimamente processados, evitando o consumo excessivo de carboidratos e produtos industrializados.

Cada nutriente tem um papel específico no nosso organismo, como músicos em uma orquestra. Proteínas, carboidratos, gorduras, vitaminas e minerais trabalham juntos para manter nossas funções vitais em harmonia. Com essa abordagem, você fornecerá ao seu corpo a quantidade adequada desses nutrientes, garantindo que ele funcione de maneira eficiente e saudável.

É importante lembrar que o equilíbrio na dieta não é uma fórmula única aplicável a todos. Cada pessoa é única, com suas próprias necessidades nutricionais, preferências e circunstâncias de vida. Este livro ajudará você a encontrar a "dose certa" para as suas necessidades, permitindo momentos de disciplina e outros mais relaxados, equilibrando o rigor e a flexibilidade.

Desta forma, você deixará de ser refém de uma alimentação industrializada, mas também não se tornará prisioneiro de uma dieta cheia de restrições e medos. Evitar extremos é fundamental. Dietas extremamente restritivas raramente são sustentáveis ou benéficas a longo prazo, como um pêndulo que oscila violentamente de um lado para o outro. A moderação é a chave para evitar excessos e deficiências que possam prejudicar o nosso bem-estar.

Aprender a escutar o corpo é um aspecto crucial nessa jornada. O corpo humano é uma máquina incrivelmente inteligente, capaz de nos fornecer sinais e feedback sobre suas necessidades. Ao aprender a interpretar essas mensagens, você poderá ajustar sua dieta de acordo com as necessidades do seu organismo, encontrando o equilíbrio perfeito, como um marinheiro ajustando as velas ao vento.

Ao compreender e aplicar o conceito de equilíbrio na dieta, você estará dando um passo importante para melhorar sua saúde e qualidade de vida. Este livro servirá como um guia e um farol, iluminando o caminho para uma vida mais saudável e feliz através de escolhas alimentares conscientes e equilibradas.

## 1.7. A jornada de autodescoberta e autoconhecimento

A jornada de autodescoberta e autoconhecimento é um componente essencial para transformar a relação com a alimentação e adotar um estilo de vida mais equilibrado. Ao longo desta aventura, você será convidado a mergulhar no seu mundo interno, observando padrões de pensamento, sentimentos e comportamentos que influenciam suas escolhas alimentares.

Imagine-se como um explorador, desbravando novos territórios de autoconhecimento e desvendando os segredos que seu próprio corpo e mente escondem. Neste processo, você aprenderá a identificar sinais de fome, saciedade e desejos emocionais, permitindo que faça escolhas mais conscientes e sintonizadas com suas verdadeiras necessidades.

Não se trata apenas de mudar a maneira como você se alimenta, mas também de transformar a maneira como se enxerga e se relaciona consigo mesmo. A autoaceitação e o autoamor são elementos fundamentais para criar um ambiente propício à mudança, onde a culpa e a autocrítica são substituídas por compreensão e compaixão.

Nesta jornada, você descobrirá que o caminho para uma vida mais equilibrada e saudável passa também pelo coração e pela mente, e que o autoconhecimento é um aliado poderoso na busca pelo bem-estar integral. E lembre-se: a cada passo nesta jornada, você estará construindo uma versão melhor e mais autêntica de si mesmo a cada dia, que se refletirá em todos os aspectos da sua vida.

# 2. A MENTE E O CORPO: NUTRINDO-SE COM SABEDORIA

## 2.1. A relação entre a alimentação e a saúde cerebral

Navegando pelas águas do conhecimento, descobrimos que o cérebro, um majestoso farol de sabedoria, é fortemente afetado pelos alimentos que consumimos. A qualidade e quantidade desses nutrientes determinam se nosso cérebro será uma fortaleza de saúde e bem-estar ou um navio naufragado, tomado por tempestades de doenças neurológicas.

O açúcar, tão atraente quanto o canto das sereias, é um dos principais vilões na história da saúde cerebral. Estudos científicos, como o realizado por Lustig et al. (2012), revelam que o consumo excessivo de açúcar está ligado à inflamação cerebral, aumento da resistência à insulina e maior risco de doenças neurodegenerativas. A diabetes tipo 3, uma forma de Alzheimer associada à resistência à insulina no cérebro, é um triste exemplo dessa relação (de la Monte & Wands, 2008).

A dieta cetogênica, por outro lado, ergue-se como um escudo protetor contra os efeitos nocivos do açúcar e da inflamação cerebral. Um estudo publicado por Croteau et al. (2018) demonstra que a dieta cetogênica pode reduzir a inflamação no cérebro e prevenir o desenvolvimento de doenças neurológicas, como Alzheimer e Parkinson. Outra pesquisa, conduzida por Paoli et al. (2013), mostra que essa dieta também pode reduzir a produção de radicais livres, moléculas instáveis que agridem nosso cérebro e contribuem para o desenvolvimento dessas enfermidades.

Os dados estatísticos disponíveis evidenciam a urgência de mudar nosso paradigma alimentar. Segundo a Organização Mundial da Saúde (OMS), quase 50 milhões de pessoas no mundo sofrem de demência, sendo a doença de Alzheimer responsável por 60-70% desses casos. A prevalência de diabetes tipo 2 também continua a aumentar globalmente, com mais de 422 milhões de pessoas afetadas em 2014 (OMS, 2016).

Casos reais ilustram o poder da mudança na dieta para transformar vidas. O autor e podcaster americano Jimmy Moore é um exemplo inspirador: após adotar a dieta cetogênica, ele perdeu mais de 100 quilos e reverteu completamente sua diabetes tipo 2. Outra história comovente é a de Anna, uma advogada de 40 anos que recuperou sua capacidade de concentração, memória e qualidade de sono ao abandonar o consumo de fast food e doces açucarados.

Em suma, a dieta que escolhemos é o roteiro que traçamos para nossa jornada cerebral. A dieta cetogênica e outras abordagens low carb funcionam como bússolas que nos guiam em direção a um futuro mais saudável e repleto de vitalidade cognitiva. Já o consumo excessivo de alimentos industrializados, açúcar e carboidratos é como um iceberg ameaçador, colocando em risco a integridade do nosso precioso navio cerebral.

## 2.2. Os principais nutrientes para o cérebro e o corpo

Contiuando pelas águas do conhecimento, é crucial compreender os nutrientes essenciais para alimentar a sinfonia de nosso cérebro e corpo. Estes são os alicerces que constroem e sustentam nossa fortaleza interna, permitindo que a orquestra de neurônios toque em harmonia perfeita.

Mergulhando nas profundezas dos estudos científicos, descobrimos que os principais nutrientes para o cérebro e o corpo são fundamentais para uma vida saudável e vibrante. Um estudo realizado pela Academy of Nutrition and Dietetics (2012) aponta para uma série de nutrientes-chave que promovem saúdc e bem-estar, principalmente para os adultos mais velhos.

Entre os nutrientes essenciais, destaca-se a proteína, a guardiã de nossa estrutura e função celular. Ela é indispensável para o reparo e crescimento dos tecidos, a síntese de neurotransmissores e hormônios e o equilíbrio do sistema imunológico. A proteína pode ser encontrada em alimentos como carne, peixe, ovos, laticínios, leguminosas e nozes.

Vitaminas do complexo B, como B6, B9 (ácido fólico) e B12, são os faróis que iluminam a cognição e a saúde do sistema nervoso. Estas vitaminas desempenham um papel crítico na produção de energia, síntese de neurotransmissores e manutenção da integridade das células cerebrais. Alimentos como peixes, aves, ovos, laticínios e vegetais folhosos verdes são fontes ricas dessas vitaminas (Mahan et al., 2012).

Outro nutriente fundamental é o ômega-3, os ventos alísios que acalmam a inflamação e sustentam a função cerebral. O ácido eicosapentaenoico (EPA) e o ácido docosaexaenoico (DHA), presentes em peixes gordurosos, como salmão e sardinha, são cruciais para o desenvolvimento e manutenção das células cerebrais e a comunicação entre elas (Swanson et al., 2012).

Os minerais também têm seu papel heroico nesta história. O magnésio, por exemplo, é um maestro silencioso, responsável por mais de 300 reações bioquímicas no corpo, incluindo a síntese de neurotransmissores e a manutenção da função cognitiva. Alimentos como espinafre, abacate, nozes e sementes são excelentes fontes de magnésio.

Em resumo, os principais nutrientes para o cérebro e o corpo formam uma equipe unida, trabalhando em conjunto para sustentar e proteger nossa saúde. Proteínas, vitaminas do complexo B, ômega-3 e minerais são verdadeiros navegadores, guiando-nos em direção a um horizonte de bem-estar e vitalidade. Ao escolher os alimentos certos, somos capazes de orquestrar uma sinfonia de saúde e felicidade em nossas vidas, garantindo uma jornada plena e gratificante.

## 2.3. Alimentos benéficos e prejudiciais à saúde

Em nossa jornada pela alimentação saudável, é importante conhecer os alimentos que podem elevar nosso corpo e mente às alturas, bem como aqueles que podem nos derrubar. Neste capítulo, exploraremos 10 alimentos benéficos e 10 prejudiciais à saúde, revelando seus segredos nutricionais e caloríficos, além de sua relação com a prevenção ou o desenvolvimento de doenças.

Imagine que nosso corpo seja um jardim e cada alimento uma semente. Os alimentos benéficos são sementes que florescem em saúde e vitalidade, enquanto os prejudiciais germinam doenças e desconforto. Vamos mergulhar no universo destas sementes e descobrir quais plantar e quais evitar em nosso jardim da vida.

Alimentos benéficos:

1. Ovos (principalmente a gema): Nutrientes - proteínas, vitamina B12, vitamina D, colina; Calorias - 143 kcal/100g. São fundamentais para o funcionamento cerebral e fortalecimento do sistema imunológico.

2. Fígado de boi: Nutrientes - vitamina A, vitamina B12, ferro, cobre; Calorias - 135 kcal/100g. Auxilia na formação de células sanguíneas e previne a anemia.

3. Carne Bovina de pasto: Nutrientes - proteínas, vitamina B12, ferro, zinco; Calorias - 250 kcal/100g. Promove a saúde muscular e fortalece o sistema imunológico.

4. Sardinhas: Nutrientes - ômega-3, vitamina D, cálcio; Calorias - 208 kcal/100g. Reduz o risco de doenças cardíacas e melhora a função cerebral.

5. Coco: Nutrientes - gorduras saudáveis, vitamina C, ferro; Calorias - 354 kcal/100g. Fortalece o sistema imunológico e melhora a saúde da pele e dos cabelos.

6. Nozes e sementes (amêndoas, nozes, sementes de chia, linhaça): Nutrientes - ácidos graxos ômega-3, magnésio, vitamina E, antioxidantes; Calorias - 576 kcal/100g (amêndoas), 654 kcal/100g (nozes), 486 kcal/100g (sementes de chia), 534 kcal/100g (linhaça). Favorecem a saúde cardiovascular e cognitiva.

7. Frutas vermelhas (mirtilo, morango, framboesa): Nutrientes - antioxidantes, vitamina C, fibras; Calorias - 57 kcal/100g (mirtilo), 32 kcal/100g (morango), 52 kcal/100g (framboesa). Auxiliam na prevenção de doenças cardiovasculares e neurodegenerativas.

8. Azeite de oliva extravirgem: Nutrientes - gorduras saudáveis, vitamina E, polifenóis; Calorias - 884 kcal/100g. Protege o coração e combate a inflamação.

9. Brócolis: Nutrientes - vitamina C, vitamina K, ácido fólico, sulforafano; Calorias - 34 kcal/100g. Auxilia na prevenção do câncer e fortalece o sistema imunológico.

10. Espinafre: Nutrientes - vitamina A, vitamina C, vitamina K, ferro, magnésio; Calorias - 23 kcal/100g. Promove a saúde dos olhos e fortalece os ossos e músculos.

Agora, vamos nos voltar para os alimentos prejudiciais, aqueles que, como ervas daninhas, ameaçam o equilíbrio e a harmonia do nosso jardim.

1. Óleos vegetais industrializados: Calorias - 884 kcal/100g. Ricos em gorduras ômega-6, que, em excesso, podem causar inflamação e aumentar o risco de doenças cardíacas.

2. Açúcar: Calorias - 387 kcal/100g. Contribui para a

obesidade, diabetes tipo 2 e doenças cardíacas, além de favorecer o envelhecimento precoce.

3. Pão: Calorias - 266 kcal/100g (branco). Pode provocar picos de açúcar no sangue, levando a um aumento do risco de diabetes tipo 2 e obesidade.

4. Soja: Calorias - 173 kcal/100g (cozida). Pode interferir na função da tireoide e afetar a absorção de nutrientes essenciais quando consumida em excesso.

5. Pizza: Calorias - 266 kcal/100g (média). Ricas em gorduras saturadas e sódio, contribuem para o risco de doenças cardíacas e aumento da pressão arterial.

6. Embutidos ultra-processados: Calorias - 330 kcal/100g (média). Contêm aditivos, sódio e nitratos, associados a um maior risco de câncer e doenças cardíacas.

7. Refrigerantes: Calorias - 42 kcal/100g. Ricos em açúcares e aditivos químicos, contribuem para a obesidade, diabetes e doenças cardiovasculares.

8. Álcool: Calorias - 7 kcal/g. O consumo excessivo de álcool aumenta o risco de doenças do fígado, câncer e problemas cardíacos.

9. Massa: Calorias - 157 kcal/100g (cozida). Pode causar picos de açúcar no sangue e contribuir para o aumento do risco de diabetes tipo 2 e obesidade, principalmente quando consumida em excesso.

10. Farinha de trigo: Calorias - 364 kcal/100g. Pode provocar inflamação e problemas digestivos, além de contribuir

para a obesidade e doenças cardíacas.

Ao nutrir nosso jardim com as sementes benéficas, cultivamos uma vida repleta de saúde e bem-estar. Por outro lado, ao plantar sementes prejudiciais, nos arriscamos a colher doenças e desconforto. A escolha é nossa, e com sabedoria e discernimento, podemos desfrutar de um jardim florescente e vibrante, onde a saúde e a felicidade se entrelaçam harmoniosamente.

Ao selecionar os alimentos que consumimos, é importante lembrar que somos os jardineiros de nossos corpos e mentes. Investir em alimentos benéficos é como regar e fertilizar o solo, proporcionando o ambiente ideal para o florescimento de nossa saúde. Evitar os alimentos prejudiciais, por sua vez, é como arrancar as ervas daninhas que impedem nosso crescimento e prosperidade.

Ao longo de nossa jornada, podemos nos deparar com tentações e desafios, mas, mantendo o foco na nutrição e no bem-estar, seremos capazes de criar um jardim da vida exuberante e saudável. A chave está em manter o equilíbrio e fazer escolhas conscientes, nutrindo-nos com os alimentos que fortalecem nossa saúde e evitando aqueles que podem comprometê-la.

E assim, com sabedoria, paciência e dedicação, nossa saúde e felicidade florescerão, enraizando-nos em um solo fértil e abundante, onde a vida é plena e vibrante.

## 2.4. A alimentação como forma de prevenção de doenças

A sabedoria dos antigos já nos dizia: "Que seu remédio seja seu alimento, e que seu alimento seja seu remédio". Com o passar do tempo, o ditado popular "nós somos o que comemos" também reforça essa ideia. Em um mundo onde a alimentação industrializada tem dominado as prateleiras dos supermercados, é como se tivéssemos esquecido essas lições valiosas e nos distanciado do poder curativo e preventivo dos alimentos naturais.

A prevalência de doenças crônicas e o ganho de peso têm aumentado de forma alarmante, estando diretamente relacionadas à adoção de dietas ricas em alimentos processados e ultraprocessados. Obesidade, diabetes, doenças cardiovasculares e câncer são exemplos de enfermidades associadas a essas escolhas alimentares.

De acordo com um estudo publicado no periódico "The Lancet", cerca de 11 milhões de mortes por ano no mundo estão relacionadas a uma alimentação inadequada. Além disso, a Organização Mundial da Saúde (OMS) estima que, em 2021, a obesidade afetava mais de 650 milhões de adultos em todo o mundo.

No entanto, ao trazermos de volta a conexão com a natureza e investirmos em alimentos pouco processados, podemos embarcar em uma jornada de saúde e bem-estar. Um estudo clínico chamado PREDIMED, publicado no "New England Journal of Medicine", demonstrou que uma dieta mediterrânea rica em alimentos naturais e pouco processados, como frutas, legumes, grãos integrais, azeite de oliva e peixes, pode reduzir significativamente o risco de eventos cardiovasculares, como infarto e acidente vascular cerebral.

Os alimentos a seguir são como verdadeiros elixires

mágicos que, quando incorporados à nossa dieta, ajudam a prevenir e combater diversas doenças:

1. Chocolate amargo: Melhora a saúde do coração e a função cerebral, combatendo o estresse oxidativo.

2. Frutas vermelhas: Auxiliam na prevenção do envelhecimento celular e no combate a doenças crônicas, como o câncer.

3. Azeite de oliva extra virgem: Reduz a inflamação e protege o coração, prevenindo doenças cardiovasculares.

4. Limão: Fortalece o sistema imunológico e previne doenças cardiovasculares, graças à sua riqueza em vitamina C.

5. Açafrão (ou cúrcuma): Ajuda na prevenção e tratamento de doenças crônicas, como diabetes e câncer, devido às suas propriedades anti-inflamatórias e antioxidantes.

6. Coco: Melhora a saúde metabólica e tem propriedades antimicrobianas, auxiliando na prevenção de infecções.

7. Ovo: Contribui para a saúde muscular, óssea e cognitiva, fornecendo proteínas de alta qualidade e micronutrientes essenciais.

8. Vitamina D: Fundamental para a saúde óssea e a função imunológica, ajudando a prevenir doenças autoimunes e osteoporose. A principal fonte de vitamina D é a exposição ao sol, mas também pode ser encontrada em alimentos como peixes gordurosos e ovos.

9. Vinagre de maçã: Controla os níveis de açúcar no sangue, reduz a inflamação e melhora a digestão, colaborando na prevenção do diabetes tipo 2.

10. Gengibre: Alivia náuseas, melhora a digestão e reduz o risco de doenças crônicas, como doenças cardiovasculares, graças aos seus compostos anti-inflamatórios e antioxidantes.

Assim como um jardineiro cuida de suas plantas com carinho e atenção, devemos nutrir nosso corpo com esses alimentos valiosos para fortalecer nossa saúde e criar um escudo protetor contra doenças. Cada alimento tem um papel específico nessa missão, e ao incorporá-los à nossa dieta, estaremos cuidando de nossa saúde e de nossa vida.

A mudança em nossos hábitos alimentares e a valorização dos alimentos naturais e pouco processados podem fazer toda a diferença na prevenção e no controle das principais doenças relacionadas à alimentação. Ao abraçar essa filosofia e resgatar a sabedoria ancestral sobre os benefícios dos alimentos, estaremos tomando as rédeas de nosso bem-estar e construindo um futuro mais saudável e feliz.

## 2.5. A influência da alimentação na energia e disposição

Imagine nosso corpo como um complexo sistema de engrenagens, onde cada componente desempenha um papel crucial para garantir que tudo funcione harmoniosamente. Nesse cenário, a alimentação é o óleo que lubrifica e mantém as engrenagens em movimento. A qualidade dos alimentos que ingerimos afeta diretamente nossa energia, disposição e bem-estar físico e mental.

O hormônio insulina, por exemplo, desempenha um papel fundamental no controle dos níveis de energia. Ele é responsável por regular a quantidade de açúcar no sangue, garantindo que nossas células recebam energia suficiente para funcionar adequadamente. No entanto, a velha máxima "a dose faz o veneno" se aplica perfeitamente aqui: o consumo excessivo ou insuficiente de carboidratos pode levar à resistência à insulina e a oscilações nos níveis de energia.

É importante lembrar que, em todo o mundo, as taxas de obesidade e doenças crônicas têm aumentado consideravelmente. Esses problemas de saúde, muitas vezes, estão relacionados à falta de energia e à disposição mental. Quando nosso corpo está sobrecarregado com excesso de peso, ele precisa trabalhar mais arduamente para realizar tarefas simples, o que pode levar a um ciclo vicioso de cansaço e letargia.

A conexão entre alimentação, corpo e mente saudável é inegável. Para cultivar essa harmonia, devemos focar em uma dieta rica em nutrientes e equilibrada, que promova o bom funcionamento do organismo e evite o desenvolvimento de resistência à insulina e outras doenças.

Nesse contexto, é essencial compreender a importância do equilíbrio. Tal como um violinista afinando seu instrumento, devemos ajustar nossa alimentação para encontrar a harmonia perfeita entre os diversos nutrientes necessários para manter nosso corpo e mente saudáveis e energizados.

Além disso, é crucial lembrar que somos seres complexos, e a busca pela energia e disposição não deve se limitar apenas à alimentação. Práticas como exercício físico, sono adequado e controle do estresse também desempenham um papel fundamental nessa equação.

Como um jardim bem cuidado, onde a terra fértil e a irrigação adequada garantem o florescimento de plantas exuberantes, nossa alimentação é a base para uma vida plena e cheia de energia. Ao nutrir nosso corpo e mente com os melhores ingredientes, estaremos investindo em nossa saúde, bem-estar e qualidade de vida.

Surpreendentemente, pequenas mudanças em nossos hábitos alimentares podem ter um impacto significativo em nossa energia e disposição. Ao abraçar essa filosofia e buscar o equilíbrio entre corpo e mente, seremos capazes de enfrentar os desafios do dia a dia com vitalidade e entusiasmo.

## *2.6. Os efeitos do estresse e da ansiedade na alimentação: Quando emoções e números se encontram*

Em um mundo cada vez mais acelerado e repleto de desafios, o estresse e a ansiedade tornaram-se companheiros indesejados na vida de muitas pessoas. Estudos mostram que, nos últimos anos, a prevalência de transtornos relacionados ao estresse e à ansiedade tem aumentado consideravelmente. De acordo com a Organização Mundial da Saúde (OMS), em 2021, a depressão e a ansiedade já afetavam mais de 322 milhões e 264 milhões de pessoas, respectivamente, em todo o mundo.

Esses problemas emocionais não afetam apenas nossa mente, mas também têm consequências diretas sobre nossa saúde física e nossas escolhas alimentares. O estresse e a ansiedade podem levar ao consumo excessivo de alimentos ultraprocessados e ricos em açúcar, gorduras e aditivos químicos. Essa alimentação industrializada, por sua vez, contribui para o aumento de doenças crônicas e transtornos metabólicos, como obesidade, diabetes e doenças cardiovasculares.

Um estudo publicado no American Journal of Clinical Nutrition em 2019 revelou que o consumo de alimentos ultraprocessados estava associado a um maior risco de desenvolver depressão. Isso sugere que a alimentação industrializada não apenas afeta nossa saúde física, mas também tem implicações negativas para nossa saúde mental.

Para enfrentar os efeitos do estresse e da ansiedade na alimentação e romper esse ciclo nocivo, é fundamental adotar uma abordagem consciente e holística. Precisamos reconhecer a gravidade do impacto emocional em nossa saúde e buscar estratégias eficazes para lidar com essas emoções e fazer escolhas alimentares mais saudáveis.

Além das sugestões mencionadas anteriormente, é importante lembrar que a alimentação é apenas uma peça do quebra-cabeça quando se trata de gerenciar o estresse e a ansiedade. Devemos também investir em autocuidado, práticas de relaxamento e equilíbrio emocional, como meditação, exercícios físicos e terapia.

Ao enfrentar o estresse e a ansiedade com uma abordagem integrada, combinando alimentação saudável e práticas de bem-estar, seremos capazes de fortalecer nossa resiliência emocional e melhorar nossa saúde física e mental. Com isso, estaremos dando um passo importante em direção a uma vida mais equilibrada e plena.

## 2.7. O papel das vitaminas e minerais na saúde

Imagine o nosso corpo como uma orquestra sinfônica em constante movimento e transformação, onde cada componente - células, tecidos e órgãos - trabalha incansavelmente para garantir que a harmonia seja mantida. Nessa metáfora, as vitaminas e os minerais desempenham um papel crucial, agindo como maestros silenciosos que garantem que todas as funções biológicas ocorram de maneira eficiente e coordenada.

As vitaminas e os minerais são micronutrientes essenciais, o que significa que nosso corpo precisa deles em pequenas quantidades, mas regularmente, para funcionar adequadamente. Eles participam de uma infinidade de processos vitais, desde a manutenção de nossas defesas imunológicas até a produção de energia e a síntese de hormônios.

Ao longo do tempo, a ciência tem revelado a importância desses maestros silenciosos, identificando cada vez mais as funções vitais que desempenham em nosso organismo. As deficiências de micronutrientes podem levar a diversos problemas de saúde, desde anemias e osteoporose até fraqueza do sistema imunológico e transtornos neurológicos.

Um estudo publicado no The Lancet em 2018 destacou a importância dos micronutrientes para a saúde global e enfatizou a necessidade de abordagens integradas para melhorar a ingestão de vitaminas e minerais. Esse estudo reforça a ideia de que garantir a ingestão adequada de vitaminas e minerais é um dos pilares fundamentais para promover nossa saúde e bem-estar.

Para alcançar esse objetivo, é fundamental adotar uma dieta rica em alimentos frescos e minimamente processados. Dessa forma, estaremos nutrindo nosso corpo com os guardiões silenciosos que são as vitaminas e os minerais, promovendo nossa saúde e bem-estar em um mundo cada vez mais desafiador.

Em conclusão, não subestime o poder desses guardiões silenciosos da nossa saúde. Ao prestar atenção na qualidade e na variedade dos alimentos que ingerimos, podemos garantir que nosso corpo tenha todos os recursos necessários para enfrentar os desafios do dia a dia e manter nossa saúde em equilíbrio.

1. Vitamina A: Essencial para a saúde dos olhos, a função imunológica e a reprodução. Encontrada em alimentos como cenoura, abóbora e fígado.

2. Vitamina B1 (Tiamina): Importante para a produção de energia, a função nervosa e a saúde do coração. Presente em grãos integrais, carne de porco e nozes.

3. Vitamina B2 (Riboflavina): Necessária para a produção de energia, a saúde das células e a função do sistema imunológico. Encontrada em laticínios, ovos e vegetais de folhas verdes escuras.

4. Vitamina B3 (Niacina): Auxilia na produção de energia, síntese de DNA e na manutenção do sistema nervoso. Presente

em carnes, peixes e grãos integrais.

5. Vitamina B5 (Ácido pantotênico): Ajuda na produção de energia, na síntese de hormônios e no metabolismo de gorduras, proteínas e carboidratos. Encontrada em carnes, ovos e vegetais.

6. Vitamina B6 (Piridoxina): Contribui para a função cerebral, a produção de energia e a formação de glóbulos vermelhos. Presente em carnes, aves e peixes.

7. Vitamina B7 (Biotina): Necessária para a saúde da pele, unhas e cabelo, além de auxiliar no metabolismo de carboidratos, proteínas e gorduras. Encontrada em ovos, nozes e leguminosas.

8. Vitamina B9 (Ácido fólico): Importante para a formação de células e a saúde do sistema nervoso. Presente em vegetais de folhas verdes escuras, frutas cítricas e leguminosas.

9. Vitamina B12 (Cobalamina): Essencial para a formação de glóbulos vermelhos, a síntese de DNA e o funcionamento adequado do sistema nervoso. Encontrada principalmente em produtos de origem animal, como carnes, ovos e laticínios.

10. Vitamina C (Ácido ascórbico): Antioxidante poderoso, ajuda na formação de colágeno, na absorção de ferro e na manutenção do sistema imunológico. Presente em frutas cítricas e vegetais.

11. Vitamina D: Fundamental para a saúde dos ossos, pois auxilia na absorção de cálcio e na regulação do sistema imunológico. Obtemos vitamina D principalmente através da exposição ao sol, mas também pode ser encontrada em alimentos como peixes gordurosos e ovos.

12. Vitamina E: Atua como antioxidante, protegendo as células do estresse oxidativo e contribuindo para a saúde da pele e dos olhos. Pode ser encontrada em nozes, sementes e azeite de oliva extra virgem.

13. Vitamina K: Importante para a coagulação sanguínea e a saúde dos ossos. Presente em vegetais de folhas verdes

escuras, como couve e espinafre, e em alguns óleos vegetais não industrializados, como o azeite de oliva extra virgem.

14. Cálcio: Fundamental para a formação e manutenção dos ossos e dentes, além de auxiliar na função muscular e na transmissão de impulsos nervosos. Pode ser encontrado em laticínios, vegetais de folhas verdes escuras e peixes com ossos comestíveis, como as sardinhas.

15. Ferro: Necessário para a formação de glóbulos vermelhos e o transporte de oxigênio no sangue. Presente em carnes vermelhas, leguminosas e vegetais de folhas verdes escuras.

16. Magnésio: Participa de mais de 300 processos enzimáticos no corpo, incluindo a produção de energia, a síntese de proteínas e a saúde dos músculos e nervos. Pode ser encontrado em nozes, sementes, leguminosas e grãos integrais.

17. Zinco: Essencial para a função imunológica, a síntese de DNA, a cicatrização de feridas e o crescimento celular. Presente em carnes, peixes, ostras e leguminosas.

18. Cobre: Ajuda na produção de energia, na síntese de colágeno e na absorção de ferro. Encontrado em vísceras, mariscos, nozes e sementes.

19. Selênio: Antioxidante importante que protege as células do estresse oxidativo e contribui para a função imunológica. Presente em castanha-do-brasil, peixes, carnes e grãos integrais.

20. Iodo: Necessário para a produção dos hormônios tireoidianos, que regulam o metabolismo, o crescimento e o desenvolvimento. Pode ser encontrado em peixes de água salgada, laticínios e algas marinhas.

## 2.8. O consumo consciente de proteínas, carboidratos e gorduras

Imagine que nosso corpo é um motor sofisticado que requer o combustível certo para funcionar com eficiência. Proteínas, carboidratos e gorduras são os principais componentes desse combustível. No entanto, a chave para uma vida saudável e equilibrada não está em seguir uma dieta restritiva, mas sim em compreender e escolher conscientemente os alimentos que consumimos.

Uma abordagem nutricional mais consciente, como a low carb ou cetogênica, nos ajuda a entender as diferentes funções e necessidades dos macronutrientes. Primeiramente, é importante destacar que a gordura presente no corpo e a gordura dos alimentos não são a mesma coisa. Enquanto o consumo excessivo de carboidratos pode levar ao acúmulo de gordura corporal e ao ganho de peso, as gorduras dietéticas saudáveis são fundamentais para a saúde e bem-estar.

Na verdade, os carboidratos são o único macronutriente que não é essencial em nossa alimentação, pois nosso corpo pode produzir a energia necessária a partir de outras fontes, como as gorduras. Isso não significa que devemos eliminar completamente os carboidratos, mas sim que devemos escolher conscientemente aqueles que são mais nutritivos e benéficos para a nossa saúde.

Ao falarmos de gorduras, é crucial distinguir entre gorduras saudáveis e gorduras tóxicas. Gorduras naturais de origem animal, como a manteiga, e gorduras vegetais, como o azeite extra virgem, são fontes saudáveis de energia para o corpo e contribuem para uma variedade de funções vitais. Por outro lado, óleos vegetais altamente processados, como óleo de soja e óleo de milho, são inflamatórios e podem causar danos ao nosso organismo. Diversos estudos científicos já publicados comprovam a diferença entre essas duas categorias de gorduras e seus impactos na saúde.

No que diz respeito às proteínas, é importante considerar a biodisponibilidade, ou seja, a quantidade de proteína que nosso corpo pode efetivamente utilizar. A proteína animal, como a carne, tem uma biodisponibilidade muito maior do que a proteína vegetal, como a soja. Além disso, escolher proteínas de animais criados a pasto traz inúmeros benefícios para a saúde, como um perfil de ácidos graxos mais equilibrado e a presença de nutrientes importantes, como a vitamina K2 e o ácido linoleico conjugado (CLA).

Ao embarcar nesta jornada rumo a um consumo consciente de proteínas, carboidratos e gorduras, é importante lembrar que a chave para a saúde e o equilíbrio não está em restringir, mas sim em escolher alimentos de qualidade e nutritivos. Ao nutrir nosso "motor" com o combustível certo, estaremos investindo em nossa saúde a longo prazo e promovendo o bem-estar físico e mental. Lembre-se: o segredo está em fazer escolhas conscientes e informadas, sempre com o objetivo de alcançar uma vida mais saudável e equilibrada.

Ao adotar uma abordagem mais consciente e informada em relação à alimentação, podemos encontrar o equilíbrio certo entre proteínas, carboidratos e gorduras que melhor atenda às nossas necessidades individuais. Isso pode incluir reduzir o consumo de carboidratos refinados e açúcares, priorizar fontes de proteínas de alta qualidade e focar em gorduras saudáveis.

A regra geral é optar por alimentos frescos, não industrializados e consumidos em seu estado mais puro possível, que fornecem os nutrientes necessários para o funcionamento ideal do nosso "motor". Ao prestar atenção aos sinais do nosso corpo e ajustar nossa dieta de acordo com nossas necessidades e preferências, podemos alcançar um estado de saúde e bem-estar que se sustente ao longo do tempo.

Uma analogia útil para ilustrar a importância do consumo consciente de macronutrientes é pensar em nosso corpo como uma orquestra, onde cada instrumento desempenha um papel único e valioso. Proteínas, carboidratos e gorduras são como os músicos dessa orquestra, cada um contribuindo com seu próprio som e harmonia para criar uma performance equilibrada e agradável. Ao ajustar a quantidade e a qualidade desses "instrumentos", podemos criar uma sinfonia de saúde e vitalidade.

Em última análise, o consumo consciente de proteínas, carboidratos e gorduras nos permite cultivar uma relação mais saudável e harmoniosa com os alimentos, proporcionando uma base sólida para uma vida de saúde, energia e bem-estar. Como em qualquer jornada, pode haver desafios e obstáculos ao longo do caminho, mas, ao nos comprometermos com a educação e a experimentação, descobriremos o caminho certo para nós e desfrutaremos dos benefícios duradouros de uma vida equilibrada e saudável.

## 2.9. Importância da vitamina D: O sol que ilumina nossa saúde

A vitamina D é frequentemente chamada de "vitamina do sol" devido à sua síntese única em nossa pele quando exposta à luz solar. Este nutriente é um verdadeiro protagonista na orquestra da saúde, desempenhando papéis cruciais em inúmeros processos no nosso corpo. Uma investigação mais aprofundada sobre a vitamina D revela a sua importância na manutenção do nosso bem-estar e no combate a doenças.

Para entender como a vitamina D funciona, é importante saber que ela não é apenas uma vitamina, mas também um hormônio. Quando a luz solar atinge a pele, o nosso corpo converte o colesterol em colecalciferol, também conhecido como vitamina D3. Essa forma de vitamina D é então transportada para o fígado e, posteriormente, para os rins, onde é convertida em sua forma ativa, chamada calcitriol. O calcitriol atua como um mensageiro molecular, transmitindo informações importantes às células e afetando a expressão gênica.

A absorção e metabolização adequadas da vitamina D dependem de outros micronutrientes, como o magnésio, que participa na conversão do colecalciferol em calcitriol, e a vitamina K, que trabalha em conjunto com a vitamina D para regular o equilíbrio do cálcio no corpo.

A vitamina D desempenha um papel crucial na saúde dos ossos, ajudando na absorção de cálcio e na manutenção da densidade óssea. Além disso, estudos têm mostrado que a vitamina D possui propriedades imunomoduladoras, protegendo contra infecções e doenças autoimunes. Uma pesquisa publicada no British Medical Journal em 2017 descobriu que a suplementação de vitamina D pode reduzir o risco de infecções do trato respiratório, como gripes e resfriados.

Outras pesquisas sugerem uma associação entre baixos níveis de vitamina D e o aumento do risco de doenças cardiovasculares, diabetes tipo 2 e alguns tipos de câncer. Esses estudos indicam a importância de manter níveis adequados de vitamina D para preservar nossa saúde a longo prazo.

Um exemplo notável da importância da vitamina D na saúde óssea é o caso dos astronautas. Quando estão no espaço, longe da luz solar e da força da gravidade, os astronautas enfrentam um rápido declínio na densidade óssea. A falta de exposição ao sol e a redução na produção de vitamina D em seus corpos contribuem para esse fenômeno. Pesquisadores da NASA identificaram que a perda óssea pode chegar a 1-2% por mês durante missões espaciais prolongadas, colocando os astronautas em risco de desenvolver osteoporose e aumentando a probabilidade de fraturas.

Em uma dieta low-carb/cetogênica, é importante garantir a ingestão adequada de vitamina D através de alimentos ricos nesse nutriente, como peixes gordurosos, ovos e fígado. No entanto, a exposição solar continua sendo a principal fonte dessa vitamina.

# 3. O MOMENTO CRUCIAL DO SUPERMERCADO: ESCOLHAS CONSCIENTES

## 3.1. Planejamento e organização das compras

Imagine-se como um navegador habilidoso, prestes a embarcar em uma expedição através do vasto oceano do supermercado. Navegar pelas águas agitadas das prateleiras e corredores requer habilidades de planejamento e organização, bem como a sabedoria para fazer escolhas conscientes.

Antes de embarcar nesta jornada, é essencial traçar um plano de ação e se armar com a lista de compras perfeita. Planejar as refeições da semana e listar todos os ingredientes necessários pode economizar tempo, dinheiro e evitar a tentação de comprar alimentos pouco saudáveis.

Ao entrar no labirinto do supermercado, lembre-se de que

os alimentos frescos e minimamente processados geralmente estão localizados nas áreas periféricas da loja. Portanto, dê prioridade a esses corredores e encha seu carrinho com legumes, verduras, carnes e laticínios de alta qualidade.

Evite ao máximo as áreas onde as comidas processadas e industrializadas se acumulam, pois é ali que o canto das sereias dos alimentos pouco saudáveis pode atrair os navegadores despreparados. Quando confrontado com uma seleção de produtos que parecem inofensivos, como cereais matinais ou barras de cereal, lembre-se de que muitos desses itens podem ser ricos em açúcares e carboidratos refinados, disfarçados sob diferentes nomes e rótulos atraentes.

E, por falar em rótulos, tornar-se um especialista na leitura de rótulos é uma habilidade indispensável nesta aventura. Aprenda a interpretar as informações nutricionais e a decifrar os ingredientes ocultos. Essa habilidade pode ser comparada a um mapa do tesouro que revela quais alimentos são verdadeiramente valiosos para a sua saúde.

Ao sair do supermercado com o tesouro de alimentos saudáveis em mãos, você terá dado um passo importante em direção a uma vida mais saudável e consciente. A jornada do navegador sábio é um contínuo aprendizado e adaptação, e a habilidade de fazer escolhas conscientes nas compras é uma ferramenta poderosa em sua caixa de ferramentas para uma vida saudável e equilibrada.

## 3.2. Como evitar armadilhas no supermercado

Em nossa jornada pelo labirinto do supermercado, é comum nos depararmos com armadilhas e tentações disfarçadas que podem desviar-nos do caminho da alimentação saudável. Como um navegador experiente, é crucial aprender a identificar e evitar essas armadilhas para garantir uma rota segura em direção ao objetivo final.

Imagine as armadilhas do supermercado como ilhas traiçoeiras, escondendo perigos sob a aparência de alimentos aparentemente saudáveis e saborosos. Para navegar por essas águas perigosas, siga estas dicas valiosas:

1. Não vá às compras com fome: Com o estômago vazio, somos mais vulneráveis à tentação de comprar alimentos pouco saudáveis. Pense em um estômago vazio como um navio sem leme, facilmente levado pela correnteza das guloseimas açucaradas e ricas em carboidratos.

2. Foque nas áreas periféricas do supermercado: Assim como em nossa jornada anterior, mantenha-se nas bordas da loja, onde os alimentos frescos e minimamente processados tendem a residir. Pense nesses corredores como rotas seguras, onde as tentações são menos prováveis de se esconder.

3. Desconfie de rótulos enganosos: Muitos alimentos alegam ser "saudáveis", "naturais" ou "sem açúcar", mas podem ser verdadeiras armadilhas disfarçadas. Aprenda a ler e interpretar rótulos corretamente para evitar naufragar em uma ilha de falsas promessas.

4. Evite as promoções tentadoras: As ofertas especiais e promoções são como cantos de sereia, atraindo os incautos para a ruína. Seja crítico em relação às ofertas e lembre-se de que um bom negócio pode não ser tão bom assim se levar a uma escolha alimentar insalubre.

5. Faça compras acompanhado: Ter um companheiro de viagem pode ajudar a manter o foco e a resistir às tentações.

Pense em um amigo ou membro da família como um parceiro de navegação, alguém para ajudá-lo a manter o rumo e enfrentar as armadilhas juntos.

Ao seguir essas dicas e manter a vigilância, você pode transformar sua jornada pelo supermercado em uma expedição bem-sucedida e gratificante. Com cada escolha consciente que você faz, está fortalecendo sua resiliência e habilidades de navegação, tornando-se um verdadeiro mestre em evitar as armadilhas e tentações que se escondem nas prateleiras do supermercado.

## 3.3. Os perigos dos alimentos ultraprocessados

Em nossa busca por uma alimentação saudável, somos muitas vezes confrontados com os perigos ocultos dos alimentos ultraprocessados, disfarçados de opções saudáveis e apetitosas. Como um explorador destemido, é fundamental estar atento a esses enganos e aprender a identificar as verdadeiras ameaças à nossa saúde.

Imagine o mundo dos alimentos ultraprocessados como um oceano repleto de monstros marinhos, prontos para nos arrastar para as profundezas do consumo excessivo de açúcares, gorduras e aditivos químicos. Além de representar armadilhas em termos de classificação nutricional, como a tabela Nutri-Score, esses alimentos podem trazer consequências alarmantes para a nossa saúde. Diversos estudos clínicos e publicações científicas têm demonstrado a relação entre o consumo excessivo desses alimentos e o aumento de doenças, como diabetes tipo 1, 2 e 3, e até mesmo câncer.

Por exemplo, um estudo publicado no British Medical Journal (BMJ) em 2018, mostrou que o aumento no consumo de alimentos ultraprocessados está associado a um maior risco de câncer. O estudo acompanhou mais de 100.000 adultos e descobriu que um aumento de 10% no consumo desses alimentos estava relacionado a um aumento de 12% no risco de câncer em geral e um aumento de 11% no risco de câncer de mama.

Além disso, dados estatísticos têm mostrado que o consumo de alimentos ultraprocessados tem crescido em todo o mundo. Segundo a Organização Mundial da Saúde (OMS), a prevalência de diabetes tipo 2 aumentou em paralelo com a expansão do consumo desses alimentos, devido ao alto teor de açúcares, gorduras e aditivos químicos presentes neles.

Para evitar os perigos dos alimentos ultraprocessados e proteger nossa saúde, siga estas orientações:

1. Não se deixe enganar pelos rótulos: Aprenda a analisar os rótulos dos alimentos com atenção, olhando além das classificações de Nutri-Score e das palavras-chave atraentes. Lembre-se de que o verdadeiro tesouro está nos ingredientes e na qualidade dos alimentos, e não em suas aparências.

2. Priorize alimentos naturais e pouco processados: Escolha alimentos que estejam mais próximos de seu estado natural, como frutas, legumes, carnes e laticínios de animais de pasto. Esses alimentos são verdadeiros faróis que guiam nossa jornada rumo à saúde e bem-estar.

3. Evite aditivos químicos e conservantes: Fique atento aos ingredientes artificiais e potencialmente prejudiciais que podem estar escondidos nos alimentos ultraprocessados. Esses aditivos são como correntes invisíveis, arrastando-nos para o

abismo do consumo excessivo e problemas de saúde.

Ao seguir essas orientações, você estará melhor preparado para enfrentar as tempestades e armadilhas do mundo dos alimentos ultra processados. Com conhecimento e discernimento, é possível navegar com segurança e confiança, deixando para trás os monstros marinhos e abraçando as verdadeiras riquezas de uma alimentação saudável e equilibrada.

Com o poder das escolhas conscientes ao nosso alcance, podemos desbravar o oceano da indústria alimentícia e encontrar refúgio nas ilhas de nutrição e bem-estar. Nossa jornada rumo à saúde e à vitalidade começa com cada decisão tomada no supermercado, onde enfrentamos as ondas traiçoeiras e os ventos enganadores dos alimentos ultraprocessados.

Permanecer alerta e informado é nossa melhor defesa contra as armadilhas e os perigos ocultos nos corredores do supermercado. Ao priorizar alimentos naturais e pouco processados, analisar rótulos com atenção e evitar aditivos químicos e conservantes, estamos navegando com o leme firme em direção a um futuro mais saudável e pleno.

Então, continue aprimorando suas habilidades de navegação, mantenha-se informado e fortaleça sua determinação para enfrentar as adversidades. Juntos, podemos superar os desafios impostos pela indústria alimentícia e, com cada escolha consciente, construir um caminho mais saudável e sustentável para nós e para as gerações futuras.

## 3.4. Identificando alimentos

## *ultraprocessados*

Imagine o tomate como um herói em uma saga épica, atravessando diferentes fases de processamento em sua jornada pelo mundo dos alimentos. Vamos acompanhá-lo desde seu estado natural até sua transformação em um produto ultraprocessado, explorando as escolhas disponíveis no supermercado e os possíveis riscos à saúde.

Em sua forma mais pura e autêntica, o tomate fresco é um alimento natural, repleto de nutrientes e sabor. Esta joia vermelha é a primeira parada em nossa jornada e oferece os maiores benefícios à saúde, incluindo vitaminas, minerais e antioxidantes.

Avançando em nossa aventura, encontramos o tomate minimamente processado, como saladas frescas pré-embaladas com tomates cortados disponíveis no supermercado. Este campeão ainda mantém muitas de suas propriedades nutricionais, mas pode ter passado por um processo de corte e embalagem para facilitar o consumo.

Em seguida, chegamos ao reino dos alimentos processados, onde nosso herói se transforma em molho de tomate ou purê. Nesta forma, o tomate ainda conserva parte de seu valor nutricional, mas pode conter aditivos como sal, açúcar e conservantes para melhorar o sabor e a durabilidade.

Finalmente, alcançamos o domínio dos alimentos ultraprocessados, onde o tomate assume a forma de ketchup. Aqui, o tomate perde grande parte de suas propriedades originais, sendo misturado com uma série de ingredientes artificiais, como açúcares, corantes, aromatizantes e conservantes.

Os alimentos ultraprocessados representam um segmento crescente das vendas nos supermercados, incluindo produtos como refrigerantes, salgadinhos, biscoitos e comidas congeladas. Estudos mostram que o consumo desses alimentos tem aumentado, particularmente entre crianças e adolescentes. De acordo com a Organização Mundial da Saúde (OMS), a obesidade infantil é um dos problemas de saúde pública mais graves do século XXI, com cerca de 42 milhões de crianças menores de cinco anos de idade com excesso de peso em todo o mundo.

Ao explorar a jornada do tomate, fica claro que, embora os alimentos frescos e minimamente processados possam ter seu lugar em uma dieta saudável, é fundamental evitar ao máximo o consumo de produtos ultraprocessados, como o ketchup. Adotar escolhas mais sábias e priorizar a saúde é essencial para garantir seu bem-estar. Com esse conhecimento em mãos, você pode tomar decisões mais conscientes e equilibradas ao enfrentar as escolhas no supermercado, guiado pelo heroico tomate e sua busca pela saúde e bem-estar.

## 3.5. Fazendo escolhas saudáveis mesmo com um orçamento apertado

Manter uma alimentação saudável não precisa ser caro. Com algumas dicas simples, é possível criar pratos deliciosos e nutritivos, aproveitando ingredientes mais acessíveis. Veja algumas sugestões para otimizar suas compras e preparar refeições econômicas:

1. Opte por legumes congelados, como brócolis e couve-flor, que geralmente são mais baratos que os frescos. Ao comprar, verifique se a embalagem lista apenas o legume como ingrediente. Isso garante que você está adquirindo um produto saudável e sem aditivos indesejados.

2. Utilize cortes de carne mais baratos, como músculo ou acém, e prepare-os em estufados ou sopas. Esses pratos são saborosos, nutritivos e ideais para quem busca economizar sem abrir mão da qualidade.

3. Inclua miúdos de animais em seu cardápio, como moelas, fígado e coração. Essas partes são geralmente mais baratas e têm alto valor nutricional, sendo uma ótima alternativa para diversificar sua alimentação.

4. Aproveite ossos e patas de porco, vaca e galinha, que costumam ser mais em conta e conferem sabor às preparações. Esses ingredientes podem ser utilizados para fazer caldos e sopas, deixando suas refeições ainda mais saborosas.

5. Faça iogurte caseiro com uma iogurteira. O processo é simples e envolve misturar leite e um pouco de iogurte natural como fermento. Ao fazer seu próprio iogurte, você controla a qualidade dos ingredientes e economiza dinheiro em comparação com os produtos industrializados.

Aqui estão algumas ideias de receitas saudáveis e econômicas usando os ingredientes mencionados:

1. Estufado de músculo com legumes congelados: Um prato quente e reconfortante, que combina cortes de carne mais baratos com legumes congelados, como brócolis e couve-flor.

Tempere com ervas e especiarias para realçar o sabor.

2. Sopa de coração de frango e couve: Uma sopa nutritiva e saborosa, utilizando corações de frango e couve picada. Acrescente legumes da sua preferência e tempere com alho e cebola para um toque extra de sabor.

3. Moela de frango ao molho: Refogue moelas de frango com cebola, alho e tomate, acrescentando caldo de legumes e ervas para obter um molho saboroso. Sirva com vegetais cozidos ou uma salada fresca.

4. Caldo de ossos com legumes: Cozinhe ossos e patas de porco, vaca ou galinha em água com legumes e ervas aromáticas, formando um caldo rico e saboroso. Este caldo pode ser usado como base para sopas ou consumido puro, trazendo benefícios à saúde e ao paladar.

Com essas dicas e exemplos de receitas, você pode ver como é possível preparar pratos deliciosos e saudáveis sem gastar muito. A chave é ser criativo e aproveitar ao máximo os ingredientes disponíveis, garantindo uma alimentação saudável e econômica.

# 4. DESVENDANDO RÓTULOS: A ARTE DE COMPREENDER O QUE COMEMOS

## 4.1. Entendendo a tabela nutricional

A tabela nutricional é como um mapa que nos guia na busca por uma alimentação saudável e equilibrada. Com ela, podemos identificar os nutrientes e suas quantidades presentes nos alimentos, fazendo escolhas mais conscientes e adequadas às nossas necessidades. Aqui estão algumas dicas para ajudá-lo a navegar pelos rótulos e entender melhor o que está consumindo:

- Conheça os principais componentes da tabela nutricional: Preste atenção a informações como valor energético, carboidratos, proteínas, gorduras totais, gorduras saturadas, gorduras trans, fibra alimentar e sódio. Esses são os elementos-chave que devem ser considerados na hora de escolher os alimentos.

- Fique atento às porções: A tabela nutricional indica os valores nutricionais por porção, e não pelo conteúdo total do produto. Certifique-se de verificar a quantidade de porções por embalagem e ajustar o consumo de acordo com suas necessidades.

- Opte por alimentos com menor número de ingredientes: Alimentos com uma lista menor de ingredientes tendem a ser menos processados e mais naturais. Essa escolha pode contribuir para uma dieta mais saudável, reduzindo a ingestão de aditivos químicos, conservantes e corantes artificiais. Por exemplo, escolha manteigas com apenas creme de leite e sal, em vez de versões com aditivos e estabilizantes.

A importância de escolher alimentos com o menor número de ingredientes possíveis reside no fato de que, quanto mais simples a composição do produto, menor a probabilidade de conter substâncias prejudiciais à saúde. Além disso, alimentos mais naturais e menos processados tendem a ser mais ricos em nutrientes essenciais e a oferecer mais benefícios à saúde.

- Compare produtos similares: Quando estiver em dúvida entre duas opções de alimentos, utilize a tabela nutricional como uma bússola para guiá-lo na direção certa. Compare os valores nutricionais e escolha o produto que melhor atenda às suas necessidades e preferências.

- Considere suas necessidades individuais: Cada pessoa tem necessidades nutricionais específicas, dependendo de fatores como idade, sexo, peso, atividade física e condições de saúde. Leve em consideração suas necessidades individuais ao analisar a tabela nutricional e busque os nutrientes que são mais importantes para você.

- Leia a lista de ingredientes: A tabela nutricional oferece informações valiosas, mas não se esqueça de analisar a lista de ingredientes também. Procure por produtos com ingredientes naturais, evitando aditivos químicos, corantes e conservantes artificiais. A regra de ouro é: quanto menor e mais compreensível a lista de ingredientes, melhor.

Agora que você domina a arte de desvendar a tabela nutricional, está pronto para explorar o mundo dos alimentos com mais confiança e conhecimento. Use suas habilidades recém-adquiridas para fazer escolhas mais saudáveis e adequadas às suas necessidades. Lembre-se de que cada pequena mudança que você fizer em direção a uma alimentação.

## 4.2. A importância de conhecer os ingredientes

A lista de ingredientes é como uma janela que nos permite espiar o interior de um alimento e descobrir o que realmente estamos consumindo. Conhecer os ingredientes é fundamental para fazer escolhas mais saudáveis e conscientes, evitando armadilhas escondidas em embalagens atraentes e promessas de saúde.

Ler e entender a lista de ingredientes pode ser comparado a aprender um novo idioma: no começo, pode parecer um pouco confuso e complicado, mas, com o tempo e a prática, você se torna cada vez mais fluente e capaz de identificar rapidamente os elementos benéficos e aqueles que devem ser evitados.

Aqui estão algumas dicas para ajudá-lo a aprimorar

suas habilidades de leitura de rótulos e a entender melhor os ingredientes dos produtos alimentícios:

1. Menos é mais: Como mencionado anteriormente, opte por alimentos com o menor número de ingredientes possível. Isso geralmente indica que o produto é menos processado e mais natural, o que pode ser benéfico para a saúde.

2. Conheça os vilões: Aprenda a identificar os ingredientes que podem ser prejudiciais à saúde, como gorduras trans, açúcares adicionados e conservantes artificiais. Mantenha-se informado sobre os nomes e termos usados para disfarçar esses componentes e evite-os sempre que possível.

3. Priorize a ordem: Os ingredientes são listados em ordem decrescente de quantidade, ou seja, os primeiros itens da lista são os mais presentes no produto. Preste atenção especial aos primeiros ingredientes e evite produtos que tenham açúcares, gorduras ou aditivos no topo da lista.

4. Reconheça os ingredientes naturais: Alimentos com ingredientes naturais e de fácil compreensão são uma aposta mais segura para a saúde. Dê preferência a produtos que contenham ingredientes reconhecíveis e evite aqueles com nomes complicados e desconhecidos.

5. Fique atento às alegações de saúde: Desconfie de produtos que apresentam alegações de saúde exageradas ou que pareçam boas demais para ser verdade. Muitas vezes, esses produtos podem conter ingredientes ocultos que prejudicam a saúde a longo prazo.

Dominar a arte de ler e compreender os ingredientes dos alimentos é uma habilidade valiosa que pode ajudá-lo a tomar decisões mais saudáveis e informadas. Ao escolher produtos com ingredientes naturais e mínimos, você estará dando um passo importante em direção a uma vida mais saudável e equilibrada.

Com o tempo, a leitura e a compreensão dos rótulos se tornarão uma segunda natureza, permitindo que você navegue com confiança pelos corredores do supermercado e faça escolhas alimentares mais saudáveis e conscientes. E lembre-se: a alimentação é uma das formas mais poderosas de cuidar do nosso corpo e da nossa saúde, por isso é essencial investir tempo e atenção na escolha dos alimentos que consumimos.

## 4.3. Decifrando termos técnicos e siglas

Navegar pelos corredores do supermercado pode se assemelhar a uma jornada através de um labirinto de siglas e termos técnicos. Essa linguagem aparentemente enigmática pode ser intimidante e confusa, mas não se preocupe! Como um intrépido explorador, você logo descobrirá que esse território desconhecido não é tão assustador quanto parece. Com o conhecimento certo, você estará decifrando esses códigos e fazendo escolhas mais saudáveis em um piscar de olhos.

Vamos dar uma olhada em alguns termos técnicos e siglas comuns que você pode encontrar nos rótulos dos alimentos:

1. Gorduras trans: Essas gorduras são produzidas industrialmente e podem aumentar o risco de doenças cardíacas. Procure termos como "gordura vegetal hidrogenada" ou "óleo vegetal parcialmente hidrogenado" nos ingredientes

para identificar a presença de gorduras trans.

2. Açúcares adicionados: Açúcares adicionados são açúcares e calda de açúcar adicionados aos alimentos e bebidas durante o processamento. Fique atento a termos como "açúcar", "dextrose", "maltodextrina", "xarope de milho" e "frutose" na lista de ingredientes, pois esses são alguns dos nomes usados para disfarçar açúcares adicionados.

3. Sódio: O sódio é um mineral essencial, mas o consumo excessivo pode levar à hipertensão e a outros problemas de saúde. Nos rótulos, o sódio pode ser encontrado sob o termo "sal" ou como "cloreto de sódio", "glutamato monossódico" (MSG) e "fosfato dissódico".

4. Aditivos alimentares: São substâncias adicionadas aos alimentos para melhorar a aparência, sabor, textura ou conservação. Algumas siglas comuns incluem E-numbers (aditivos aprovados pela União Europeia) e INS (número internacional de aditivos). Procure siglas como "E" seguido de um número ou "INS" seguido de um número para identificar aditivos nos rótulos.

5. Alimentos orgânicos: Alimentos orgânicos são cultivados e processados sem o uso de pesticidas sintéticos, fertilizantes químicos, organismos geneticamente modificados (OGMs) ou aditivos artificiais. Procure selos e certificações de organizações como "USDA Organic", "Bio" ou "Ecocert" para identificar produtos orgânicos.

Ao se familiarizar com esses termos e siglas, você estará dando um grande passo em direção a uma compreensão mais profunda do que está consumindo. Como um detetive culinário, você aprenderá a desvendar os mistérios dos rótulos dos alimentos e a fazer escolhas mais informadas e saudáveis.

Lembre-se de que a alimentação é um ato de amor e cuidado consigo mesmo. Investir tempo e esforço para entender o que você está consumindo é um passo importante para sua saúde e bem-estar a longo prazo. Quanto mais conhecimento você adquirir, melhor equipado estará para tomar decisões conscientes e nutritivas.

Além desses termos técnicos e siglas, é fundamental prestar atenção às porções e às recomendações diárias de nutrientes. Essas informações podem ajudá-lo a evitar o consumo excessivo de alimentos que, embora saborosos, podem não ser tão benéficos para a sua saúde.

Agora que você está se tornando um especialista em decifrar rótulos, não se esqueça de compartilhar esse conhecimento com amigos e familiares. Afinal, a alimentação saudável é uma jornada que todos podem percorrer juntos, apoiando e incentivando uns aos outros no caminho para uma vida mais equilibrada e consciente.

Enquanto você continua a explorar o universo dos rótulos e a desvendar os segredos que eles escondem, perceberá que essa habilidade é como um mapa do tesouro. Um mapa que o levará a fazer escolhas mais saudáveis, a descobrir alimentos verdadeiramente nutritivos e a aproveitar ao máximo cada refeição.

Então, da próxima vez que você se deparar com um rótulo de alimento aparentemente indecifrável, lembre-se de que você possui as ferramentas e o conhecimento necessários para desvendar os mistérios escondidos nele. E, ao fazer isso, estará dando um passo em direção a uma vida mais saudável e feliz.

## 4.4. Como identificar aditivos e conservantes nocivos à saúde

Imagine-se como um detetive, investigando uma cena de crime. A cena é a sua cozinha e o crime? Bem, são aqueles aditivos e conservantes escondidos nos alimentos que você consome. Como um astuto investigador, você aprenderá a identificar esses elementos nocivos à saúde, mantendo sua dieta mais limpa e saudável.

Aditivos e conservantes são substâncias adicionadas aos alimentos para melhorar a aparência, sabor, textura ou vida útil. No entanto, nem todos são inofensivos, e alguns podem ser prejudiciais à saúde. Vamos explorar como identificar os vilões e evitar os perigos escondidos nos rótulos.

1. Corantes artificiais: São substâncias químicas usadas para dar cor aos alimentos. Algumas pesquisas associam o consumo excessivo de corantes artificiais a problemas de saúde, como alergias e hiperatividade. Fique atento a termos como "corante" seguido de um número, como "corante amarelo 5" ou "corante vermelho 40".

2. Conservantes químicos: Estes são usados para prolongar a vida útil dos alimentos, prevenindo o crescimento de micro-organismos. Alguns conservantes, como o benzoato de sódio e o sorbato de potássio, podem causar reações alérgicas em pessoas sensíveis. Procure por esses nomes ou por suas siglas, como E211 ou E202.

3. Realçadores de sabor: Estes aditivos são usados para intensificar o sabor dos alimentos. Um exemplo comum é o glutamato monossódico (MSG), que tem sido associado a dores

de cabeça e outros sintomas em pessoas sensíveis. Ao ler rótulos, esteja atento a termos como "glutamato monossódico" ou "E621".

4. Adoçantes artificiais: São substâncias químicas usadas para substituir o açúcar em alimentos e bebidas dietéticas. Alguns estudos sugerem que o consumo excessivo de adoçantes artificiais pode ter efeitos adversos à saúde, como distúrbios metabólicos e problemas gastrointestinais. Fique de olho em nomes como "aspartame", "sacarina" e "sucralose".

Para evitar os aditivos e conservantes nocivos à saúde, siga algumas dicas simples:

1. Faça escolhas naturais: Prefira alimentos frescos e minimamente processados, como frutas, legumes, grãos integrais, nozes e sementes. Esses alimentos geralmente contêm menos aditivos e conservantes.

2. Leia os rótulos: Torne-se um leitor ávido de rótulos e identifique os ingredientes indesejáveis. Quanto menor a lista de ingredientes, melhor. Evite produtos com ingredientes desconhecidos ou difíceis de pronunciar.

3. Cozinhe em casa: Ao preparar suas refeições, você tem controle total sobre os ingredientes utilizados. Evite alimentos pré-embalados e processados, e experimente receitas simples e saudáveis.

Lembre-se de que o conhecimento é a sua melhor arma. Aprenda a identa identificar e evitar aditivos e conservantes nocivos à saúde e, assim, faça escolhas alimentares mais conscientes e saudáveis. Afinal, uma dieta equilibrada e natural é a chave para manter o bem-estar e a qualidade de vida.

4. Faça trocas inteligentes: Quando possível, opte por versões mais saudáveis de produtos alimentícios. Por exemplo, escolha geleias naturais sem adição de corantes e conservantes, iogurtes sem adoçantes artificiais e pães integrais sem realçadores de sabor.

5. Busque marcas comprometidas com a saúde: Existem empresas que valorizam a qualidade dos ingredientes e evitam o uso de aditivos e conservantes nocivos. Pesquise e apoie marcas que compartilhem dos mesmos valores e priorizem a saúde do consumidor.

6. Informe-se e compartilhe conhecimento: Converse com amigos, familiares e colegas sobre os perigos dos aditivos e conservantes presentes nos alimentos. Compartilhar informações e experiências pode ajudar a criar uma comunidade mais consciente e preocupada com a saúde.

Com essas dicas em mãos, você está pronto para enfrentar o desafio de desvendar os rótulos e identificar os aditivos e conservantes nocivos à saúde. Torne-se um verdadeiro detetive culinário, sempre atento aos mistérios escondidos nos alimentos e transforme sua cozinha em um ambiente mais saudável e nutritivo. Boa sorte nessa jornada rumo a uma vida mais equilibrada e consciente!

## 4.5. A diferença entre os tipos de açúcares e gorduras

Ao navegar pelos mares doces e amargos do mundo dos açúcares e gorduras, é importante saber que nem todos são iguais. Existem diversos tipos de açúcares e gorduras, e seus efeitos no nosso organismo podem variar. Para ajudar a decifrar esse enigma, vamos listar os diferentes nomes usados pela indústria para esconder açúcares e gorduras, além de destacar quais são os piores para a saúde.

Embarcando no navio dos açúcares, encontramos uma frota de 44 nomes diferentes, muitos dos quais são disfarçados de ingredientes saudáveis.

1. Xarope de milho rico em frutose
2. Xarope de milho
3. Glucose
4. Dextrose
5. Frutose
6. Sacarose
7. Maltose
8. Galactose
9. Lactose
10. Açúcar invertido
11. Açúcar amarelo
12. Açúcar de beterraba
13. Açúcar caramelo
14. Açúcar demerara
15. Açúcar orgânico
16. Açúcar magro
17. Açúcar light
18. Açúcar de confeiteiro
19. Açúcar mascavado
20. Açúcar turbinado
21. Açúcar de palma

22. Açúcar de tâmara

23. Açúcar de coco

24. Mel

25. Melaço

26. Melaço de cana

27. Melaço negro

28. Malte de cevada

29. Rapadura

30. Adoçante à base de milho

31. Caldo de cana desidratado

32. Cana-de-açúcar

33. Maltodextrina

34. Sumo de fruta concentrado

35. Sumo de fruta desidratado

36. Goma-arábica

37. Xarope de ácer

38. Xarope de alfarroba

39. Xarope de malte

40. Xarope de milho rico em glicose

41. Xarope de aveia

42. Xarope de arroz

43. Xarope de sorgo

44. Xarope ou geléia de agave

Lembre-se de que essa lista é apenas uma tentativa de ordenar os açúcares, e outros fatores, como a quantidade consumida e a presença de fibras e nutrientes nos alimentos, também devem ser levados em consideração. O ideal é sempre optar por alimentos menos processados e com menor teor de açúcares adicionados, priorizando as fontes naturais de açúcares presentes em frutas e legumes.

No reino das gorduras, devemos nos preocupar principalmente com as gorduras trans, especialmente a gordura vegetal hidrogenada, que é considerada a pior de todas. A hidrogenação é um processo químico que transforma óleos líquidos em gorduras sólidas à temperatura ambiente, melhorando a textura e aumentando a vida útil dos alimentos. No entanto, esse processo cria gorduras trans, que são extremamente prejudiciais à saúde. Estudos mostram que as gorduras trans aumentam o LDL (colesterol "ruim") e diminuem o HDL (colesterol "bom"), contribuindo para o desenvolvimento de doenças cardíacas, inflamações e outras condições de saúde.

Outros tipos de gorduras, como as saturadas e insaturadas (monoinsaturadas e poliinsaturadas), também podem ser encontradas nos alimentos. As gorduras saturadas, em geral, não são tão prejudiciais quanto as gorduras trans, mas é importante consumi-las com moderação. Já as gorduras insaturadas, especialmente as poliinsaturadas (ômega-3 e ômega-6), são consideradas benéficas para a saúde quando consumidas em quantidades adequadas e em proporções equilibradas.

Em resumo, ao enfrentar a tempestade de informações nos rótulos dos alimentos, é fundamental conhecer os diferentes tipos de açúcares e gorduras e suas implicações para a saúde. Aprenda a identificar os ingredientes escondidos, como os açúcares disfarçados e as gorduras nocivas, e faça escolhas mais conscientes e saudáveis. Assim, você se tornará um verdadeiro navegador no oceano dos rótulos e desfrutará de uma vida mais saudável e equilibrada.

## 4.6. A quantidade de nutrientes
## versus a qualidade

Em nossa odisseia pelos misteriosos rótulos alimentares, navegamos por mares tempestuosos de números e siglas, desbravamos terras desconhecidas de ingredientes e identificamos vilões disfarçados nos açúcares e gorduras. Neste capítulo de nossa saga, enfrentaremos o dilema entre a quantidade e a qualidade dos nutrientes. Como intrépidos exploradores, é crucial saber como equilibrar esses dois aspectos ao escolher os alimentos que alimentarão nosso corpo.

Pense na quantidade de nutrientes como o tesouro que você busca em sua jornada. É tentador seguir apenas o brilho das moedas, mas o verdadeiro valor do tesouro está na qualidade dos nutrientes que ele representa. Por exemplo, considere 500 calorias de uma lasanha industrializada em comparação com 500 calorias de um filé de salmão grelhado. Embora a quantidade de calorias seja a mesma, a qualidade dos nutrientes em cada alimento é muito diferente.

A lasanha industrializada pode conter uma grande quantidade de sódio, gordura saturada e aditivos químicos, enquanto o salmão oferece gorduras insaturadas benéficas, ômega-3 e proteínas de alta qualidade. Da mesma forma, comparar a Nutella, um creme de avelã com cacau e açúcar, com mel puro, mostra diferenças significativas. O mel é uma fonte natural de energia, antioxidantes e minerais, enquanto a Nutella contém açúcares refinados e gorduras saturadas.

Estudos científicos mostram que a qualidade dos nutrientes desempenha um papel crucial na saúde geral e no bem-estar. Um estudo publicado no "The American Journal of Clinical Nutrition" indica que a qualidade da dieta está associada ao risco reduzido de doenças crônicas, como doenças cardíacas e diabetes tipo 2.

Ao fazer escolhas alimentares, é importante considerar o que acontece em nosso organismo. Ao consumir alimentos com nutrientes de alta qualidade, como o salmão e o mel puro, nosso corpo pode funcionar de maneira mais eficiente, promovendo energia sustentável e melhorando a saúde a longo prazo. Em contraste, alimentos industrializados e altos em aditivos químicos podem causar picos de açúcar no sangue, inflamação e outros problemas de saúde.

Para desvendar o enigma entre quantidade e qualidade dos nutrientes, lembre-se de olhar além dos números e examinar também a lista de ingredientes. Opte por alimentos com ingredientes naturais, sem aditivos químicos e com o menor número de ingredientes possível. Assim, como um verdadeiro aventureiro dos rótulos, você estará mais preparado do que nunca para fazer escolhas saudáveis e equilibradas em sua jornada pela saúde e bem-estar.

## 4.7. Práticas conscientes de consumo

E agora, caros aventureiros do reino dos rótulos, chegamos ao nosso destino final nesta etapa da nossa jornada épica: as práticas conscientes de consumo. Como um mapa do tesouro que desvendamos ao longo do caminho, as informações e dicas que reunimos nos guiarão para escolhas mais sábias e saudáveis em nossa busca por uma vida plena e equilibrada.

1. O retorno do simples: Optar por alimentos com o

menor número de ingredientes é como seguir a bússola do bom senso. Quanto menos processado e mais natural for o produto, maior a chance de nutrir nosso corpo com a qualidade e pureza dos nutrientes.

2. O caminho dos alimentos locais: Abraçar os ingredientes e produtos de nossas terras é como descobrir tesouros escondidos em nosso próprio quintal. Alimentos locais não só apoiam nossa comunidade e economia, mas também garantem maior frescor e sabor.

3. A jornada das escolhas sazonais: Navegar pelo ciclo das estações, consumindo frutas e vegetais no auge de sua maturidade, é como apreciar o ritmo da natureza e saborear o que cada temporada tem de melhor a oferecer. Esses alimentos são mais saborosos e nutritivos e, muitas vezes, mais acessíveis.

4. A rota dos alimentos orgânicos: Quando possível, escolher produtos orgânicos é como selecionar os tesouros mais puros e livres de pesticidas e aditivos químicos. Além de benefícios à saúde, essa opção também favorece a nossa comunidade.

5. A busca pelo equilíbrio: Equilibrar as proporções entre proteínas, gorduras e carboidratos é como encontrar a harmonia entre os elementos em nossa dieta. Procure manter um equilíbrio saudável entre os nutrientes e lembre-se de que a quantidade ingerida é o que transforma o remédio em veneno.

6. A qualidade nutricional versus a quantidade de calorias: É importante reconhecer que a qualidade nutricional de um alimento é mais crucial do que a quantidade de calorias que ele oferece. No entanto, isso não significa que possamos consumir desmedidamente alimentos ricos em nutrientes, pois exceder as necessidades diárias do nosso corpo também pode ser

prejudicial.

7. A saga da leitura dos rótulos: Tornar-se um mestre na arte de decifrar rótulos é como possuir o poder de enxergar além das aparências e fazer escolhas informadas. Não se deixe enganar pelos truques e ilusões da indústria alimentícia. Mantenha-se vigilante e bem-informado.

Agora que você domina as práticas conscientes de consumo, está pronto para enfrentar a batalha diária por uma vida mais saudável. Empunhe as armas do conhecimento e siga com coragem em sua cruzada pelo bem-estar. Saiba que, ao adotar esses hábitos, você se torna um verdadeiro guerreiro na luta por uma vida melhor e mais consciente. Avante, valentes exploradores, e que a sabedoria e a saúde sempre os acompanhem!

# 5. A REVOLUÇÃO DOS GRÃOS: COMPREENDENDO O IMPACTO DO TRIGO E DOS CEREAIS NA SAÚDE

## 5.1. A história do trigo e dos cereais na alimentação humana

Embarquemos agora em uma viagem no tempo, rumo à aurora da civilização, onde testemunharemos o nascimento de um relacionamento que moldaria o destino da humanidade: a história do trigo e dos cereais na alimentação humana.

Há milênios, em um mundo ainda jovem e selvagem, nossos ancestrais começaram a descobrir os segredos ocultos das plantas. Eles observavam, intrigados, como certos grãos poderiam brotar e se transformar em plantas que alimentavam a terra. Foi assim que, como aprendizes da natureza, começaram a cultivar o trigo e outros cereais, dando origem à agricultura e, por consequência, às primeiras civilizações.

Naquele tempo, o trigo era como um tesouro dourado, nutrindo as pessoas com sua riqueza de fibras, proteínas e nutrientes. As sementes antigas, como o trigo einkorn e o emmer, eram verdadeiros presentes dos deuses para a humanidade.

No entanto, à medida que o tempo passava e o mundo se transformava, o trigo também mudava. As sementes de outrora eram cruzadas e manipuladas, dando origem a novas variedades, mais resistentes e produtivas. Mas, como em um conto de fadas, em que o herói se perde em sua jornada, o trigo acabou se tornando algo muito diferente de seu antigo eu.

O trigo moderno, que agora encontra-se nos nossos pratos, é como um estranho disfarçado, vestindo a capa do trigo ancestral. Ele pode ser mais fácil de cultivar e produzir, mas a um custo: perdeu parte de sua essência nutritiva e ganhou propriedades que podem afetar a saúde de quem o consome.

Ao adentrarmos no reino dos grãos, nos deparamos com um enigma: como esse alimento, que já foi o sustento de civilizações inteiras, se transformou em algo tão diferente? E quais são as consequências dessa transformação para nosso corpo e saúde?

Preparem-se, corajosos exploradores, pois em nossa próxima etapa, desvendaremos os mistérios ocultos por trás do trigo moderno e seu impacto em nossas vidas. Sigamos adiante, em busca de respostas e sabedoria, pois somente assim poderemos compreender o verdadeiro impacto do trigo e dos cereais em nossa saúde.

## 5.2. Como o trigo moderno afeta a saúde

A viagem pelo mundo do trigo moderno revela uma história complexa e as implicações que ele tem na saúde global. Ao longo das últimas décadas, o trigo tornou-se um ingrediente onipresente em nossa alimentação, escondido sob diferentes formas e nomes, desde pães, bolos, biscoitos, massas, cereais matinais, pizzas, salgadinhos até molhos e temperos. Muitos produtos industrializados e processados também contêm trigo como ingrediente principal ou como espessante e estabilizante.

O trigo atual é muito diferente do trigo das primeiras colheitas, graças à seleção genética e à agricultura intensiva. A proteína do trigo moderno, principalmente o glúten, tem um impacto negativo no organismo, causando inflamação e problemas digestivos em muitas pessoas, mesmo naquelas sem doença celíaca ou sensibilidade ao glúten.

Dados da FAO (Organização das Nações Unidas para a Alimentação e a Agricultura) mostram que, entre 1961 e 2017, o consumo per capita de trigo aumentou 21% em todo o mundo. Este crescimento se deve, em parte, à maior disponibilidade desses produtos e à globalização dos hábitos alimentares. Contudo, o aumento do consumo de alimentos à base de trigo tem um impacto significativo na saúde global.

De acordo com um relatório da Organização Mundial da Saúde (OMS) de 2019, aproximadamente 39% dos adultos no mundo estão com sobrepeso e 13% são obesos. A prevalência de doenças crônicas não transmissíveis, como diabetes tipo 2, doenças cardiovasculares e certos tipos de câncer, também está em ascensão.

Estudos, como os publicados na revista The Lancet e realizado pela Universidade de Harvard, mostram que a alta ingestão de alimentos processados, ricos em trigo moderno, está diretamente relacionada ao aumento das taxas de obesidade, diabetes tipo 2 e doenças cardiovasculares. As pessoas que consomem grandes quantidades de trigo refinado têm maior risco de desenvolver essas doenças crônicas em comparação àquelas que optam por grãos integrais e outras fontes de carboidratos mais saudáveis.

Portanto, o aumento do consumo de alimentos à base de trigo moderno tem consequências negativas para a saúde global. Ao conhecermos os alimentos que contêm trigo e compreendermos o impacto que o consumo exagerado desses produtos tem em nossa saúde, podemos fazer escolhas mais conscientes e buscar alternativas mais saudáveis, como grãos integrais e alimentos minimamente processados, para garantir nosso bem-estar e prevenir doenças.

## 5.3. A relação entre glúten, inflamação e doenças autoimunes

O glúten é uma mistura complexa de proteínas encontradas no trigo, centeio e cevada, que tem sido o centro de muitas discussões sobre saúde nas últimas décadas. A relação entre glúten, inflamação e doenças autoimunes tem sido objeto de diversos estudos e análises, levantando questões importantes sobre os efeitos dessa proteína em nosso organismo.

É como se o glúten fosse um ator coadjuvante em uma trama cinematográfica, que, apesar de não ser o protagonista, desempenha um papel crucial na história. Em alguns casos, o glúten é o vilão, provocando reações adversas e inflamatórias no corpo, enquanto, para outras pessoas, ele parece ser apenas um figurante.

Um exemplo conhecido de doença autoimune relacionada ao glúten é a doença celíaca, uma condição em que o sistema imunológico ataca o próprio intestino delgado em resposta à ingestão dessa proteína. Estima-se que cerca de 1% da população mundial sofra dessa condição, de acordo com um estudo publicado no The American Journal of Gastroenterology. O diagnóstico precoce e a adoção de uma dieta estritamente sem glúten são fundamentais para controlar os sintomas e prevenir complicações a longo prazo.

Além da doença celíaca, outras doenças autoimunes também têm sido associadas ao consumo de glúten, como a artrite reumatoide, a esclerose múltipla e a tireoidite de Hashimoto. Um estudo publicado no periódico Nutrients aponta que a inflamação crônica desencadeada pelo glúten pode contribuir para o desenvolvimento dessas condições em pessoas geneticamente predispostas.

A síndrome do intestino irritável (SII), embora não seja uma doença autoimune, também tem sido associada à sensibilidade ao glúten em alguns casos. Um estudo da Universidade Monash, na Austrália, mostrou que a retirada do glúten da dieta resultou em melhora dos sintomas em até 75% dos pacientes com SII.

As histórias de pessoas que, ao eliminarem o glúten de suas dietas, experimentaram uma melhora significativa em sua saúde são inúmeras. Um exemplo é o caso de uma mulher de 35 anos, relatado no The Journal of Human Nutrition and Dietetics, que sofria de fadiga crônica, dor articular e problemas digestivos. Ao eliminar o glúten de sua dieta, ela experimentou uma melhora notável em sua qualidade de vida.

Embora mais pesquisas ainda sejam necessárias para entender completamente a relação entre glúten, inflamação e doenças autoimunes, é inegável que a proteína desempenha um papel importante na saúde de muitas pessoas. Conhecer o impacto do glúten em nosso corpo é essencial para fazer escolhas alimentares conscientes e buscar tratamentos adequados quando necessário.

## 5.4. Os efeitos dos cereais na digestão e no metabolismo

Neste mundo em constante evolução, a busca por uma alimentação saudável tem se tornado cada vez mais importante para aqueles que desejam melhorar sua saúde e qualidade de vida. Dentro dessa perspectiva, é fundamental entender os efeitos dos cereais, especialmente o trigo, na digestão e no metabolismo.

Embora muitas pessoas consumam cereais sem problemas aparentes, é preciso estar atento às possíveis consequências do consumo desses alimentos em nosso organismo. Um dos principais motivos para isso é o impacto que os cereais, mesmo integrais, podem ter na digestão e no metabolismo.

Imagine o glúten, uma proteína encontrada no trigo,

cevada e centeio, como um intruso indesejado em uma festa. Para algumas pessoas, essa proteína causa inflamação e irritação no trato gastrointestinal, resultando em desconforto abdominal, inchaço e até problemas mais sérios, como a doença celíaca.

Além do glúten, os cereais também contêm amido, um tipo de carboidrato complexo que, quando digerido, se transforma em açúcar no sangue. Pense nesse processo como uma inundação repentina de açúcar que pode dificultar a manutenção do equilíbrio metabólico e contribuir para problemas de saúde.

Diversos estudos têm demonstrado a relação entre o consumo de cereais e os problemas de saúde metabólica. Por exemplo, uma pesquisa publicada no periódico The Lancet apontou que dietas ricas em carboidratos refinados, como os encontrados nos cereais, estão associadas a um maior risco de doenças cardiovasculares e diabetes tipo 2.

Portanto, para aqueles que buscam uma alimentação saudável, é fundamental estar atento aos efeitos dos cereais na digestão e no metabolismo. Ao reduzir o consumo desses alimentos e priorizar opções ricas em nutrientes e com menor teor de carboidratos refinados, é possível otimizar a saúde metabólica e alcançar os objetivos de bem-estar.

Assim como um jardineiro cuida de suas plantas, fornecendo-lhes nutrientes essenciais e evitando pragas, devemos nutrir nosso corpo com alimentos saudáveis e evitar aqueles que podem prejudicar nossa saúde. Ao adotar práticas alimentares conscientes e adaptadas às necessidades individuais, podemos criar um ambiente mais saudável e equilibrado em nosso organismo, permitindo que cada pessoa alcance seu potencial máximo de saúde e bem-estar.

## 5.5. O impacto do consumo de grãos no controle de peso

A relação entre o consumo de trigo e a saúde humana é uma questão complexa, mas pode ser desvendada ao entender como nosso corpo processa os alimentos que consumimos. Pense na insulina como um maestro que rege a orquestra do nosso metabolismo, controlando o equilíbrio entre o armazenamento de energia e a queima de gordura.

Os grãos, especialmente o trigo, são ricos em carboidratos, que, quando consumidos, são convertidos em glicose no sangue. Este aumento da glicose sanguínea desencadeia a liberação de insulina, que atua como um mensageiro, instruindo as células a absorverem a glicose e a armazenarem como energia. Neste cenário, a insulina desempenha um papel crucial na regulação do peso e da saúde.

Imagine uma estrada com dois destinos: um, onde a glicose é rapidamente absorvida e armazenada como energia, e outro, onde a glicose é lentamente processada e utilizada de forma eficiente pelo corpo. O trigo e outros grãos ricos em carboidratos nos levam ao primeiro destino, contribuindo para o aumento dos níveis de insulina e, consequentemente, para o ganho de peso e possíveis problemas de saúde.

Em contraste, a adoção de uma alimentação saudável, que prioriza alimentos nutritivos e menos processados, ricos em proteínas, gorduras saudáveis e fibras, pode ajudar a regular os níveis de insulina, promover a queima de gordura e melhorar a saúde metabólica. Essa abordagem nos leva ao segundo destino, onde nosso corpo utiliza a energia de forma eficiente e mantém um equilíbrio saudável entre armazenamento e queima de gordura.

Diversos estudos têm demonstrado que dietas ricas em grãos, como o trigo, estão associadas a um maior risco de obesidade, diabetes tipo 2 e doenças cardiovasculares. Um exemplo é o estudo publicado no periódico JAMA, que mostrou que indivíduos que adotaram uma alimentação saudável e reduziram o consumo de grãos apresentaram maior perda de peso e melhora nos marcadores de saúde, como a redução dos níveis de triglicerídeos e glicose sanguínea, em comparação com aqueles que seguiram uma dieta com baixo teor de gordura e rica em grãos.

Ao compreender a relação entre trigo, insulina, peso e saúde, é possível tomar decisões mais informadas sobre a alimentação e escolher o caminho que conduz a um organismo equilibrado e saudável. Optar por uma alimentação saudável e rica em nutrientes, em vez de uma dieta centrada em grãos, pode ser a chave para desbloquear o potencial do seu corpo para uma vida mais saudável e equilibrada.

## 5.6. Alternativas saudáveis e nutritivas aos grãos

Em busca de uma vida mais saudável e equilibrada, muitas pessoas estão explorando alternativas aos grãos tradicionais. Neste cenário, a natureza nos presenteia com uma infinidade de opções saudáveis e nutritivas, capazes de substituir os grãos e enriquecer nossa alimentação sem sacrificar o sabor e a textura.

Imagine um jardim secreto repleto de tesouros escondidos, onde cada planta revela um ingrediente alternativo e nutritivo. Ao explorar esse jardim, encontramos opções variadas e deliciosas que podem substituir os grãos em nossa alimentação, sem comprometer a qualidade nutricional.

Uma dessas alternativas é a farinha de amêndoas, que pode ser utilizada em substituição à farinha de trigo em diversas receitas, como pães, bolos e tortas. Além de ser rica em proteínas, gorduras saudáveis e fibras, a farinha de amêndoas tem um baixo índice glicêmico, o que contribui para a estabilidade dos níveis de açúcar no sangue e auxilia no controle do peso. Um estudo publicado no periódico Nutrition & Metabolism demonstrou que o consumo de amêndoas está associado a uma redução do risco de doenças cardiovasculares e melhora da saúde metabólica.

Outra opção interessante é a couve-flor, que pode ser utilizada como substituta do arroz e outros grãos em pratos como risotos, tabule e até mesmo sushi. A couve-flor é rica em vitaminas, minerais e antioxidantes, além de ser uma excelente fonte de fibras. Um estudo publicado no British Journal of Nutrition mostrou que o consumo de couve-flor está associado a uma diminuição do risco de câncer colorretal.

As sementes, como a chia e a linhaça, também são alternativas nutritivas aos grãos. Elas são ricas em proteínas, fibras e gorduras saudáveis, como ômega-3, e podem ser adicionadas a smoothies, iogurtes e saladas para incrementar a quantidade de nutrientes. Um estudo publicado no Journal of Food Science and Technology revelou que a chia possui propriedades antioxidantes e anti-inflamatórias, além de contribuir para a saúde do coração e a regulação do açúcar no sangue.

A aventura por este jardim secreto nos mostra que é possível substituir os grãos por alternativas saudáveis e nutritivas, sem abrir mão do sabor e da variedade em nossas refeições. Ao explorar essas opções, você estará dando um passo importante em direção a uma alimentação mais saudável e equilibrada, proporcionando inúmeros benefícios à sua saúde e bem-estar.

## 5.7. Como reduzir a dependência dos grãos na dieta

Ao compreendermos a relação entre o trigo e nosso cérebro, é possível perceber como a ingestão dessa substância pode criar uma dependência semelhante à de uma droga. Imagine o trigo como um feiticeiro astuto, capaz de controlar nossos pensamentos e desejos sem que percebamos. As pesquisas científicas têm mostrado que o trigo tem um impacto significativo no cérebro, desencadeando efeitos que podem levar a uma dependência.

Um estudo publicado na revista científica PLoS One demonstrou que a gliadina, uma das proteínas presentes no glúten, pode atravessar a barreira hematoencefálica e se ligar a receptores no cérebro, como se fosse uma chave mestra abrindo a porta de nosso sistema nervoso. Esse processo leva à liberação de substâncias químicas chamadas exorfinas, que agem de maneira semelhante às endorfinas e podem provocar uma sensação de prazer e recompensa.

Essa ligação entre trigo e dependência é semelhante àquela observada em vícios, como o alcoolismo. Imagine que, ao parar de beber, um alcoólatra enfrenta um mar agitado de sintomas de abstinência. Da mesma forma, aqueles que decidem eliminar o trigo de sua dieta também podem experimentar sintomas temporários, como irritabilidade, fadiga, dor de cabeça e até mesmo depressão.

Embora a retirada do trigo, especialmente do tipo moderno, possa ser como escalar uma montanha íngreme no início, os benefícios no pico são inúmeros. Aqueles que superam os sintomas iniciais de abstinência relatam melhora na disposição, clareza mental e saúde em geral.

Para enfrentar esse desafio, é essencial estar ciente dos possíveis sintomas de abstinência e ter um plano de ação para superá-los. Algumas estratégias incluem:

1. Aumentar o consumo de alimentos ricos em nutrientes, como proteínas, gorduras saudáveis e vegetais, para garantir que o corpo receba os nutrientes necessários durante a transição, como um agricultor que cultiva um solo fértil.

2. Manter-se hidratado e praticar atividades físicas regularmente, pois isso pode ajudar a reduzir a intensidade dos sintomas de abstinência, como navegar em um barco com velas ajustadas para enfrentar ventos fortes.

3. Buscar apoio de amigos, familiares ou profissionais de saúde, que possam fornecer suporte emocional e orientação durante o processo, como um guia experiente em uma expedição desafiadora.

Eliminando o trigo da alimentação e superando os desafios iniciais, é possível experimentar uma vida mais saudável e equilibrada. Com o tempo, a dependência dos grãos vai diminuindo, como as correntes que se soltam de um prisioneiro, e o organismo começa a colher os benefícios de uma dieta mais nutritiva e consciente.

# 6. A MAGIA DA INSULINA: DESVENDANDO O SEGREDO DA REGULAÇÃO DO PESO E CONTROLE GLICÊMICO

## 6.1. Entendendo o papel da insulina no corpo

Imagine a insulina como um maestro habilidoso, regendo uma orquestra de células e hormônios, trabalhando em harmonia para manter o equilíbrio do nosso corpo. A insulina é um hormônio produzido no pâncreas e desempenha um papel essencial na regulação do açúcar no sangue, assim como na manutenção do peso e do controle glicêmico.

Quando consumimos alimentos, principalmente carboidratos, nosso corpo os transforma em glicose, que pode ser comparada a pequenas moedas de energia circulando pelo corpo. Essa glicose entra na corrente sanguínea, elevando os níveis de açúcar no sangue e, como resultado, o pâncreas libera insulina.

A insulina atua como um chaveiro diligente, abrindo as portas das células para permitir que a glicose entre e seja utilizada como energia ou armazenada para uso futuro. O maestro insulina também tem a função de regular o armazenamento de gordura no corpo, promovendo a síntese de ácidos graxos e inibindo a lipólise, ou seja, a quebra de gorduras.

Em uma dieta rica em carboidratos, especialmente os refinados e açúcares, a insulina é constantemente solicitada a entrar em cena, como um maestro sobrecarregado. Essa demanda contínua por insulina pode levar a uma resistência à insulina, quando as células do corpo começam a "ignorar" o maestro e não respondem adequadamente aos seus comandos.

Ao adotar uma alimentação saudável e reduzida em carboidratos, é possível diminuir a demanda por insulina, permitindo que o maestro descanse e retome o controle da orquestra. Dessa forma, a regulação do peso e o controle glicêmico se tornam mais eficientes, como uma melodia harmoniosa tocada por uma orquestra bem afinada.

Exploraremos mais a fundo a complexa relação entre insulina, controle glicêmico e regulação do peso, bem como as estratégias nutricionais que podem nos ajudar a encontrar a harmonia no funcionamento do nosso organismo.

## 6.2. A relação entre insulina, glicemia e obesidade

A insulina, glicemia e obesidade estão intrinsecamente conectadas em nossa saúde metabólica, e entender como esses três elementos se relacionam é crucial para compreender como manter um peso saudável e evitar complicações metabólicas.

A insulina é o hormônio responsável por regular os níveis de açúcar no sangue, ou glicemia. Quando consumimos alimentos ricos em carboidratos, especialmente aqueles de rápida absorção, como açúcares e farinhas refinadas, a glicemia aumenta rapidamente. Nesse momento, o pâncreas libera insulina para ajudar a baixar os níveis de glicose no sangue, facilitando a entrada da glicose nas células.

Imagine a insulina como uma chave-mestra que abre a porta das células, permitindo que a glicose entre e seja utilizada como energia. No entanto, quando as células são constantemente bombardeadas com glicose, devido a uma alimentação rica em carboidratos, elas podem se tornar menos sensíveis à insulina. Isso é semelhante a uma fechadura que, com o tempo e o uso excessivo, começa a ficar desgastada e a chave não funciona mais tão bem. Esse fenômeno é chamado de resistência à insulina e pode levar ao acúmulo de glicose no sangue, resultando em ganho de peso e, eventualmente, obesidade.

Diversos estudos têm demonstrado a relação entre insulina, glicemia e obesidade. Um exemplo é um estudo publicado no The Journal of Nutrition, que revelou que dietas com baixo teor de carboidratos resultaram em maior perda de peso e melhorias nos marcadores metabólicos em comparação às dietas com baixo teor de gordura. Outra pesquisa, publicada no New England Journal of Medicine, mostrou que a resistência à insulina está fortemente associada ao desenvolvimento de obesidade e diabetes tipo 2.

Portanto, para manter um equilíbrio saudável entre insulina, glicemia e peso, é importante optar por uma alimentação saudável, rica em alimentos nutritivos e com baixo teor de carboidratos refinados. Dessa forma, é possível evitar a resistência à insulina, controlar a glicemia e manter um peso adequado, reduzindo o risco de obesidade e suas complicações metabólicas.

## 6.3. Síndrome metabólica e resistência à insulina

A síndrome metabólica é como um terremoto silencioso na saúde humana: lenta e insidiosamente causa danos ao longo do tempo, até que um dia, um evento catastrófico ocorre. Essa "tempestade perfeita" de condições metabólicas inclui a resistência à insulina, obesidade central (acúmulo de gordura na região abdominal), hipertensão e dislipidemia (níveis elevados de colesterol e/ou triglicerídeos no sangue).

Para ilustrar a resistência à insulina, imagine um jogo de cabo de guerra entre a insulina e as células do corpo. A insulina puxa de um lado, tentando baixar os níveis de açúcar no sangue, enquanto as células puxam do outro, resistindo à sua ação. Com o tempo, essa resistência aumenta, e o pâncreas precisa produzir ainda mais insulina para vencer essa "guerra". Esse cenário leva a uma situação crônica, na qual o corpo se encontra em um estado de hiperinsulinemia (níveis elevados de insulina no sangue) e hiperglicemia (níveis elevados de glicose no sangue).

A resistência à insulina é considerada um dos principais impulsionadores da síndrome metabólica. Estudos científicos têm demonstrado que a resistência à insulina está intimamente relacionada com o desenvolvimento de doenças cardiovasculares e diabetes tipo 2. Um exemplo é um estudo publicado no The Lancet, que revelou que a resistência à insulina é um dos principais fatores de risco para doenças cardiovasculares, independentemente de outros fatores de risco tradicionais.

João é um exemplo real da batalha contra a síndrome metabólica e resistência à insulina. Aos 45 anos, ele foi diagnosticado com pré-diabetes, pressão alta e obesidade. Preocupado com sua saúde, João decidiu fazer uma mudança drástica em sua alimentação. Ele passou a seguir uma abordagem low carb/cetogênica, cortando carboidratos refinados e aumentando a ingestão de alimentos nutritivos.

Após seis meses, João já havia perdido 20 kg, sua pressão arterial estava normalizada e seus exames de sangue mostravam uma melhora significativa na sensibilidade à insulina. Sua história é um exemplo inspirador de como a alimentação saudável pode ter um impacto profundo na saúde metabólica e na qualidade de vida.

Portanto, ao seguir uma alimentação saudável e consciente, é possível melhorar a sensibilidade à insulina, reduzir o risco de desenvolver síndrome metabólica e, assim, prevenir o surgimento de doenças crônicas relacionadas a essa condição.

## 6.4. Alimentos que ajudam a controlar a insulina e a glicemia

A magia da insulina se desenrola como uma complexa e delicada dança entre o hormônio, a glicemia e a alimentação. A chave para o controle do peso e a saúde metabólica está em entender essa relação e fazer escolhas alimentares inteligentes.

Imagine que a insulina seja como um maestro, regendo a orquestra da glicemia. Quando essa orquestra está afinada, temos energia e vitalidade. Mas, quando a partitura é desequilibrada, podem surgir problemas como o aumento de peso e a resistência à insulina.

Monitorar os níveis de glicose é uma forma de acompanhar o comportamento da insulina no corpo. É possível fazer isso em casa com medidores de glicose no sangue, ajudando a ajustar a alimentação conforme necessário.

A escolha de alimentos com baixo índice glicêmico, como vegetais não amiláceos, proteínas e gorduras saudáveis, pode evitar picos bruscos de insulina e manter a energia estável. Pense na insulina como um rio: quando o fluxo é constante e equilibrado, a vida ao redor dele prospera; já quando o fluxo é irregular, com enchentes e secas, a vida se torna mais difícil.

Alguns alimentos, como o vinagre de maçã, têm impacto benéfico no controle glicêmico e na sensibilidade à insulina. Um exemplo prático é a diferença entre comer uma banana sozinha ou acompanhada de creme de amendoim. A banana sozinha pode causar um pico de insulina, enquanto a combinação com creme de amendoim, que é rico em gorduras saudáveis, pode ajudar a retardar a absorção dos açúcares e atenuar a resposta da insulina.

A ordem em que os alimentos são consumidos também pode afetar a insulina. Ao ingerir proteínas e gorduras antes dos carboidratos em uma refeição, é possível reduzir a resposta insulínica e a subsequente elevação da glicemia.

A curva da insulina é uma representação gráfica da concentração de insulina no sangue ao longo do tempo. Para medir a insulina, é necessário realizar um exame de sangue em laboratório. Valores normais de insulina em jejum variam entre 2,6 e 24,9 µUI/mL, enquanto valores acima desse intervalo podem indicar resistência à insulina e síndrome metabólica.

A história de Sarah, uma mulher de 45 anos que lutava contra o sobrepeso e a resistência à insulina, ilustra como as mudanças alimentares podem transformar a saúde. Sarah adotou uma dieta rica em proteínas, gorduras saudáveis e vegetais não amiláceos. Em um ano, ela perdeu 30 kg e reverteu sua resistência à insulina. Sarah se tornou um exemplo de sucesso na adoção de uma abordagem alimentar voltada para o controle da insulina e da glicemia.

Entender e respeitar a complexa sinfonia entre insulina, glicemia e alimentação é essencial para promover saúde, bem-estare equilíbrio metabólico. Ao fazer escolhas alimentares conscientes e monitorar os níveis de glicose e insulina, é possível encontrar o caminho para uma vida mais saudável e controlada.

Diversos estudos científicos apoiam a eficácia de uma abordagem alimentar low carb ou cetogênica para ajudar no controle da insulina e da glicemia. Um exemplo é o estudo publicado na revista "Nutrition & Metabolism", que mostrou que uma dieta cetogênica pode melhorar a sensibilidade à insulina e reduzir a glicemia em pacientes com diabetes tipo 2.

Além disso, as publicações e ensaios clínicos mostram que a prática de exercícios físicos regulares e a manutenção de um sono de qualidade também são cruciais para otimizar a função da insulina e a regulação da glicemia. Pense na insulina como um maestro em uma orquestra: quanto mais afinados e em sintonia estiverem os músicos (alimentação, exercícios e sono), mais harmoniosa será a melodia da saúde.

Em resumo, o controle da insulina e da glicemia é um componente-chave na manutenção do peso e da saúde metabólica. A compreensão das interações entre a insulina, a glicemia e os alimentos consumidos, bem como a adoção de hábitos saudáveis, como a prática de exercícios físicos e a manutenção de um sono de qualidade, são essenciais para alcançar e manter um estilo de vida equilibrado e saudável.

Ao ajustar a alimentação e adotar práticas saudáveis, é possível transformar a vida, assim como aconteceu com Sarah, e abrir caminho para um futuro mais vibrante e cheio de energia. Com dedicação, conhecimento e uma abordagem consciente, é possível desvendar o segredo da regulação do peso e do controle glicêmico, dominando a magia da insulina e alcançando a saúde e o bem-estar tão desejados.

# 7. O PODER DO JEJUM: RENOVANDO O CORPO E A MENTE

## 7.1. A história e a ciência do jejum

Imagine o jejum como um botão de reinicialização que você pressiona periodicamente para limpar o sistema e colocar o corpo e a mente em um estado de renovação e rejuvenescimento. Este botão não é uma invenção moderna, mas uma prática que remonta a milhares de anos e atravessa diversas culturas e tradições.

Ao longo da história, o jejum tem sido praticado por motivos religiosos, espirituais e de saúde. No mundo antigo, filósofos como Platão e Hipócrates, considerado o pai da medicina, já reconheciam o poder do jejum no aprimoramento da saúde física e mental. Nas tradições religiosas, como o cristianismo, o islamismo e o judaísmo, o jejum tem sido uma ferramenta para se aproximar do divino e alcançar a purificação espiritual.

Com o passar dos anos, a ciência avançou e começou a desvendar os segredos do jejum. Estudos recentes demonstram que o jejum intermitente, por exemplo, pode trazer benefícios significativos à saúde, como a melhora da sensibilidade à insulina, a redução da inflamação e a promoção da autófagos – um processo natural de limpeza celular. Pense na autófagos como uma equipe de faxina interna que remove as células danificadas e restaura a harmonia celular.

O jejum, quando praticado corretamente, funciona como um oásis de renovação no deserto da vida moderna, repleta de estresse e alimentação inadequada. Em um mundo onde a comida está sempre disponível e a tentação de comer é constante, o jejum é um lembrete poderoso de que o corpo humano é uma máquina incrível, capaz de se adaptar e prosperar mesmo em condições desafiadoras.

Ao abraçar a sabedoria ancestral do jejum e aliá-la à ciência moderna, é possível desbloquear um potencial surpreendente de renovação e rejuvenescimento. A prática do jejum, quando combinada com uma alimentação low carb e cetogênica, pode levar o corpo e a mente a patamares inexplorados de saúde e bem-estar. Assim, o jejum revela-se uma verdadeira fonte de poder, capaz de transformar a vida daqueles que se aventuram nessa jornada de autoconhecimento e autotransformação.

## 7.2. Benefícios do jejum intermitente para a saúde

Ao explorar o poder do jejum intermitente, é importante entender os benefícios que essa prática traz para a saúde, assim como o respaldo científico que a sustenta. Um marco importante na ciência do jejum foi o Prêmio Nobel de Medicina de 2016, concedido ao cientista japonês Yoshinori Ohsumi por suas pesquisas pioneiras sobre a autofagia, um processo celular crucial para a manutenção da saúde e prevenção de doenças.

A autofagia é um processo de "reciclagem" celular que ajuda a eliminar componentes danificados e promove a renovação celular. As descobertas de Ohsumi mostraram que a autofagia desempenha um papel fundamental na resposta do corpo ao estresse, como a falta de nutrientes durante o jejum, e na proteção contra doenças relacionadas ao envelhecimento, como o câncer, a doença de Parkinson e a doença de Alzheimer.

Os benefícios do jejum intermitente vão além da estimulação da autofagia. Essa prática também tem sido associada à melhoria da sensibilidade à insulina, à redução dos níveis de inflamação e ao aumento da capacidade do corpo de resistir ao estresse oxidativo. Além disso, o jejum intermitente pode ajudar a promover a perda de peso, uma vez que estimula a queima de gordura e otimiza o metabolismo energético.

Imagine o jejum intermitente como uma orquestra, na qual a autofagia é o maestro, cuidando de cada célula e garantindo que a melodia da saúde seja afinada e harmoniosa. Ao jejuar periodicamente, você estará estimulando a autofagia e contribuindo para a manutenção e o equilíbrio do seu organismo, enquanto desfruta de outros benefícios relacionados à saúde metabólica e ao envelhecimento saudável.

Ao adotar essa prática milenar, você estará afinando a "música" do seu corpo e aproveitando os benefícios profundos descobertos pela ciência. O jejum intermitente, aliado a uma dieta low carb ou cetogênica, pode ser uma poderosa ferramenta para alcançar uma vida mais saudável e longeva.

## 7.3. Os diferentes tipos de jejum intermitente

Existem vários tipos de jejum intermitente que você pode escolher de acordo com suas preferências e estilo de vida. Assim como uma paleta de cores oferece diversas opções para pintar uma tela, cada tipo de jejum traz diferentes possibilidades para você adaptá-lo à sua rotina e alcançar seus objetivos de saúde. Abaixo, apresento uma "lista" descrevendo os diferentes tipos de jejum intermitente:

### 1. Método 16/8:

Neste modelo, você jejua por 16 horas e tem uma janela de alimentação de 8 horas. Por exemplo, se você jantar às 20h, a próxima refeição será às 12h do dia seguinte. Este método é popular por ser fácil de seguir e compatível com a maioria das rotinas diárias.

### 2. Método 5:2:

Neste padrão, você consome uma quantidade normal de calorias por 5 dias da semana e reduz a ingestão calórica para 500-600 calorias nos outros 2 dias. Os dias de restrição calórica não precisam ser consecutivos, e essa abordagem pode ser atraente para quem busca maior flexibilidade.

### 3. Jejum em dias alternados:

Como o nome sugere, neste tipo de jejum, você se abstém de alimentos por 24 horas em dias alternados. Nos dias em que não jejua, pode comer normalmente. Este método pode ser mais desafiador, mas tem demonstrado resultados promissores em termos de perda de peso e melhoria da saúde metabólica.

### 4. Jejum de 24 horas:

Este método envolve jejuar por 24 horas completas uma ou duas vezes por semana. Pode ser um desafio, mas traz um período mais prolongado de autofagia e renovação celular.

5. Método "Warrior" ou "Guerreiro":

Inspirado nos hábitos alimentares dos antigos guerreiros, este tipo de jejum consiste em consumir apenas vegetais e frutas durante o dia e fazer uma refeição principal à noite. A janela de alimentação é tipicamente de 4 horas, enquanto o restante do dia é dedicado ao jejum.

Assim como um artista escolhe as cores que melhor se adaptam à sua obra, você deve escolher o método de jejum que melhor se encaixa no seu estilo de vida e preferências pessoais. É importante lembrar que, independentemente do tipo de jejum escolhido, é fundamental manter uma alimentação saudável, rica em nutrientes e alinhada com os princípios low carb e cetogênicos.

## 7.4. Dicas para começar e manter o jejum intermitente

Iniciar e manter o jejum intermitente pode parecer intimidador, como enfrentar uma escalada íngreme pela primeira vez. No entanto, seguindo algumas dicas, você pode tornar a experiência mais fácil e gratificante, transformando-a em um hábito sustentável. Vamos explorar algumas estratégias para ajudá-lo a embarcar nesta jornada de transformação:

1. Comece devagar: Assim como você não se atiraria em uma maratona sem treino prévio, é aconselhável começar aos poucos com o jejum intermitente. Inicie com uma janela de

jejum mais curta, como 12 horas, e gradualmente aumente até atingir seu objetivo, como 16 horas ou mais.

2. Mantenha-se hidratado: Durante o jejum, é crucial manter-se hidratado. Beba água, chá e café sem açúcar para evitar a desidratação e ajudar a controlar a fome. Pense na água como o combustível que mantém seu motor funcionando sem problemas durante o jejum.

3. Coma alimentos nutritivos e saciantes: Ao seguir uma dieta low carb e cetogênica, concentre-se em alimentos ricos em nutrientes, como proteínas de alta qualidade, gorduras saudáveis e vegetais ricos em fibras. Esses alimentos são como tijolos que constroem uma base sólida para sua saúde e mantêm a saciedade durante o jejum.

4. Escute seu corpo: Prestar atenção às necessidades do seu corpo é como sintonizar uma estação de rádio: você deve ouvir os sinais que ele envia e ajustar sua abordagem de acordo. Se sentir muita fome, cansaço ou fraqueza, talvez seja necessário ajustar a duração do jejum, a qualidade da alimentação ou a quantidade de sono.

5. Seja paciente e consistente: A adaptação ao jejum intermitente pode levar tempo, assim como aprender a tocar um instrumento musical. Seja paciente consigo mesmo e mantenha-se consistente em seus esforços, mesmo que enfrente desafios ao longo do caminho.

6. Conte com apoio: Compartilhar sua jornada com amigos, familiares ou grupos de apoio online pode tornar a experiência mais agradável e ajudá-lo a superar os obstáculos, assim como um coral que soa melhor quando cantado em conjunto.

7. Monitore seu progresso: Manter um registro do seu jejum, alimentação e evolução pode ser uma ferramenta valiosa para observar padrões, identificar áreas de melhoria e comemorar suas conquistas.

Ao seguir estas dicas, você pode embarcar com confiança na aventura do jejum intermitente, aproveitando seus benefícios e tornando-o uma parte sustentável e gratificante de sua rotina de saúde e bem-estar.

O jejum prolongado de 72 horas é uma forma mais avançada e desafiadora de jejum intermitente, que envolve a abstinência completa de alimentos por um período de três dias. Durante esse tempo, o corpo passa por várias etapas de adaptação metabólica e fisiológica. Vamos explorar o que acontece em cada fase:

1. Fase inicial (0-4 horas após a última refeição): Neste estágio, seu corpo ainda está digerindo e absorvendo os nutrientes da última refeição. Os níveis de insulina começam a diminuir e a glicose no sangue começa a ser utilizada como fonte de energia.

2. Fase pós-absortiva (4-16 horas): A glicose sanguínea começa a diminuir, e o corpo passa a usar o glicogênio, uma reserva de energia armazenada no fígado e nos músculos, como fonte de combustível. Nesse período, a produção do hormônio glucagon aumenta, ajudando a liberar glicose armazenada.

3. Fase de cetose (16-48 horas): À medida que as reservas de glicogênio se esgotam, o corpo passa a produzir corpos cetônicos a partir das gorduras armazenadas, entrando no estado de cetose. A cetose é como acender uma fogueira metabólica, onde a gordura se torna a principal fonte de energia,

promovendo a perda de peso e melhorando a clareza mental.

4. Fase de autofagia (24-72 horas): A autofagia é um processo celular de "limpeza" em que as células degradam e reciclam componentes danificados ou desnecessários. Pense na autofagia como uma equipe de limpeza interna que trabalha para manter suas células funcionando de forma eficiente. O aumento da autofagia durante o jejum prolongado pode ajudar a prevenir doenças e promover a renovação celular.

5. Fase final (48-72 horas): Neste estágio avançado do jejum, o corpo continua a usar gordura e corpos cetônicos como fonte de energia. A produção do hormônio do crescimento humano (HGH) também aumenta, auxiliando na reparação celular e no desenvolvimento muscular. Além disso, a sensibilidade à insulina melhora, o que pode ser benéfico para pessoas com resistência à insulina ou diabetes tipo 2.

É importante ressaltar que o jejum prolongado de 72 horas deve ser realizado com cautela, especialmente para aqueles com condições de saúde pré-existentes ou que tomam medicamentos. Ao terminar um jejum desse tipo, é crucial reintroduzir alimentos de forma gradual e consciente, evitando sobrecarregar o sistema digestivo.

## 7.5. Jejum e atividade física: como conciliar

Jejum e atividade física podem parecer dois extremos opostos, mas na verdade, eles podem funcionar juntos de maneira harmoniosa, como uma orquestra bem afinada. Com o equilíbrio adequado e a abordagem correta, é possível conciliar ambos e obter resultados surpreendentes para sua saúde e bem-estar.

Um estudo publicado no Journal of Translational Medicine (2016) mostrou que o treinamento em jejum de 8 semanas melhorou a composição corporal, os perfis lipídicos e a sensibilidade à insulina em participantes que praticaram exercícios de resistência. Essa pesquisa sugere que o jejum intermitente e a atividade física podem ser uma combinação poderosa para otimizar a saúde metabólica.

Vamos explorar algumas dicas para combinar com sucesso o jejum intermitente e a atividade física:

1. Adaptação gradual: Imagine seu corpo como um navio que precisa de tempo para mudar de direção. Inicialmente, pode ser desafiador praticar exercícios durante o período de jejum, já que seu corpo ainda está se adaptando à nova fonte de energia – as gorduras armazenadas. Comece com atividades de baixo impacto, como caminhada, ioga ou alongamento, e vá aumentando a intensidade gradualmente conforme seu corpo se ajusta.

2. Encontre o melhor horário: Assim como cada pessoa tem sua própria rotina, cada um também tem seu momento ideal para praticar atividade física durante o jejum. Alguns podem se sentir mais dispostos ao acordar, enquanto outros preferem se exercitar antes de encerrar o jejum. Experimente diferentes horários e observe como seu corpo responde, para encontrar o que funciona melhor para você.

3. Hidratação e eletrólitos: Durante o jejum, é fundamental manter-se bem hidratado e repor os eletrólitos perdidos, especialmente se estiver praticando atividades físicas. Pense na água como o rio que transporta nutrientes e energia

pelo seu corpo, enquanto os eletrólitos são como pequenas pontes que facilitam essa passagem. Beba bastante água e considere adicionar sais minerais, como magnésio, potássio e sódio, para evitar desequilíbrios e cãibras.

4. Treinos de força e jejum: O jejum intermitente pode ser um excelente aliado dos treinos de força, já que a produção do hormônio do crescimento humano (HGH) aumenta durante o jejum. Como um maestro que conduz a orquestra, o HGH promove o desenvolvimento muscular e a recuperação. Realizar treinos de força no final do jejum pode potencializar esses benefícios, mas é importante ouvir seu corpo e ajustar a intensidade conforme necessário.

5. Não se esqueça da nutrição pós-treino: Quando chegar a hora de encerrar seu jejum, certifique-se de fornecer ao corpo os nutrientes necessários para a recuperação e o crescimento. Em uma dieta low carb ou cetogênica, foque em proteínas de alta qualidade, gorduras saudáveis e vegetais ricos em fibras. Imagine sua refeição como um banquete pós-concerto, onde todos os músicos se reúnem para celebrar e recarregar as energias.

Ao seguir essas dicas, você estará no caminho certo para conciliar com sucesso o jejum intermitente e a atividade física, alcançando um equilíbrio saudável e duradouro.

Mas não confie apenas em nossa palavra. Existem inúmeras histórias de sucesso de indivíduos que incorporaram o jejum intermitente e a atividade física em suas rotinas e colheram os benefícios. Um exemplo notável é o caso de Joe, um homem de 45 anos que conseguiu perder 40 quilos em seis meses, combinando uma dieta cetogênica, jejum intermitente e exercícios regulares. Joe descobriu que, ao jejuar e praticar atividade física, seu corpo se tornou mais eficiente em usar gordura como combustível, e sua energia e disposição aumentaram significativamente.

Além disso, um estudo publicado no American Journal of Clinical Nutrition (2009) mostrou que o jejum intermitente combinado com exercícios aeróbicos pode ajudar a preservar a massa muscular magra em indivíduos que perdem peso. Essa pesquisa destaca a importância de incluir atividade física ao adotar o jejum intermitente, para manter um corpo saudável e forte.

Em suma, conciliar jejum e atividade física pode ser um desafio no começo, mas com adaptação gradual, hidratação adequada, treinos de força, nutrição pós-treino e a escolha do horário certo para se exercitar, você encontrará a sinfonia perfeita entre essas duas práticas. E, como mostram os estudos e histórias de sucesso, essa combinação pode ajudá-lo a alcançar seus objetivos de saúde e bem-estar, como um verdadeiro maestro da vida.

## 7.6. Mitos e verdades sobre o jejum

Ao mergulhar no mundo do jejum intermitente, é comum encontrar informações conflitantes. Para dissipar a confusão, vamos abordar e esclarecer alguns mitos e verdades sobre o jejum.

Mito 1: Jejum provoca perda de massa muscular.

Esclarecimento: Na verdade, o jejum intermitente, quando combinado com treinamento de resistência, não provoca perda de massa muscular, conforme demonstrado em um estudo no Journal of Translational Medicine (2016). Com alimentação adequada e rica em proteínas, pode até aumentar a massa muscular magra.

Mito 2: Jejum causa desnutrição e deficiências de vitaminas e minerais.

Esclarecimento: Quando praticado corretamente e com alimentação balanceada e rica em nutrientes nos períodos de alimentação, o jejum intermitente pode ser benéfico. Um estudo no Annual Review of Nutrition (2017) mostrou melhoria na saúde metabólica e até aumento da longevidade.

Mito 3: Jejum diminui o metabolismo e dificulta a perda de peso.

Esclarecimento: Contrariando a crença popular, o jejum intermitente pode aumentar o metabolismo. Uma revisão no American Journal of Clinical Nutrition (2014) mostrou que o jejum pode aumentar a taxa metabólica em até 14%, ajudando na perda de peso e na melhoria da saúde metabólica.

Mito 4: Jejum é insustentável e difícil de seguir.

Esclarecimento: Embora possa ser desafiador no início, muitas pessoas se adaptam rapidamente ao jejum intermitente e o incorporam em suas rotinas. Laura, por exemplo, perdeu 20 quilos e manteve o peso com facilidade, melhorando sua energia e foco mental ao praticar jejum.

Mito 5: Jejum é perigoso para a saúde.

Esclarecimento: Quando feito de maneira adequada, o jejum intermitente é seguro e pode trazer diversos benefícios à saúde. Entretanto, não é indicado para todos, como crianças, gestantes, lactantes e pessoas com determinadas condições médicas.

Ao esclarecer esses mitos, você terá uma compreensão mais clara sobre o jejum intermitente e poderá tomar decisões informadas sobre seu estilo de vida e saúde. Compartilhe esse conhecimento e ajude outras pessoas a entender e aproveitar os benefícios dessa prática incrível.

# 8. O UNIVERSO LOW CARB: EXPLORANDO AS MARAVILHAS DA DIETA CETOGÊNICA E LOW CARB

## 8.1. Fundamentos da dieta cetogênica e low carb

Embarquemos em uma jornada pelo tempo, explorando as origens e os fundamentos das dietas low carb e cetogênica, que têm conquistado corações e mentes ao redor do mundo. Como árvores frondosas, essas abordagens nutricionais têm raízes profundas e histórias fascinantes.

As dietas low carb e cetogênica remontam aos primórdios da humanidade. Nossos ancestrais pré-históricos consumiam dietas predominantemente baseadas em proteínas e gorduras, provenientes da caça e pesca, e em menor quantidade, vegetais e frutas. Os carboidratos refinados e processados, como os encontrados nos produtos de padaria e açúcares, só se tornaram comuns com o advento da agricultura e a industrialização.

Ao longo do século XX, diversos pioneiros e pensadores começaram a questionar a sabedoria convencional sobre nutrição e a propor dietas alternativas baseadas em baixo consumo de carboidratos. Dr. Vilhjalmur Stefansson, um explorador e etnógrafo canadense, observou o estilo de vida saudável dos Inuits, que consumiam uma dieta rica em gorduras e proteínas e pobre em carboidratos.

Posteriormente, na década de 1960, o cardiologista Dr. Robert Atkins popularizou a abordagem low carb com sua dieta Atkins, provocando um debate em andamento sobre a importância dos carboidratos na alimentação. Mais recentemente, a dieta cetogênica ganhou destaque, impulsionada pela crescente conscientização sobre os efeitos negativos do açúcar e carboidratos processados na saúde.

Os princípios fundamentais das dietas low carb e cetogênica estão enraizados na redução do consumo de carboidratos e no aumento de proteínas e gorduras saudáveis. A dieta cetogênica é uma variação mais restritiva da low carb, que busca induzir a cetose, um estado metabólico em que o corpo utiliza gorduras como fonte primária de energia.

Uma roda alimentar low carb e cetogênica seria composta por uma ampla variedade de alimentos, incluindo carnes, peixes, ovos, laticínios, gorduras saudáveis (como óleo de coco, azeite de oliva e abacate), vegetais folhosos, nozes e sementes. Em contraste, a roda alimentar convencional, recomendada por muitas diretrizes nutricionais, enfatiza o consumo de grãos integrais, frutas e vegetais, com moderação na ingestão de proteínas e gorduras.

Ao longo da história, as dietas low carb e cetogênica têm

sido defendidas por uma série de pensadores e pesquisadores que desafiaram o status quo e se empenharam na busca pela saúde e bem-estar. Ao abraçar os princípios dessas abordagens nutricionais e adaptá-los às nossas necessidades individuais, podemos dar um passo em direção a um futuro mais saudável e vibrante.

## 8.2. Benefícios e vantagens da alimentação low carb

Ao adotar uma dieta low carb ou cetogênica, você embarca em uma jornada que tem como destino final um corpo mais saudável e vibrante. Essa jornada nos leva a explorar as maravilhas ocultas dessas dietas, que são como pedras preciosas esperando para serem descobertas e desenterradas. Além da perda de peso, que muitas vezes ocorre como um bônus natural de um corpo saudável, os benefícios dessas dietas são inúmeros e multidimensionais, incluindo melhorias na saúde em geral, bem como em doenças específicas, como doenças autoimunes, câncer e condições neurológicas.

1. Promoção da saúde geral: A dieta low carb e cetogênica promove a saúde geral por meio da redução dos níveis de açúcar no sangue, controle da insulina, redução da inflamação crônica e aumento da energia e clareza mental. Esses benefícios são como um pacote completo de bem-estar que trabalha sinergicamente para melhorar a qualidade de vida de quem segue essas dietas.

2. Suporte a doenças autoimunes: As dietas low carb e cetogênica podem ajudar a reduzir a inflamação crônica, um fator-chave no desenvolvimento de doenças autoimunes, como artrite reumatoide, lúpus e doença celíaca. Ao diminuir

a inflamação, o corpo pode começar a se curar, aliviando os sintomas e a progressão dessas doenças.

3. Apoio ao tratamento do câncer: Embora mais pesquisas sejam necessárias, alguns estudos preliminares sugerem que a dieta cetogênica pode ser benéfica como parte do tratamento do câncer, ajudando a inibir o crescimento tumoral e aumentar a eficácia dos tratamentos convencionais. Um estudo de 2018 publicado no Journal of Clinical Oncology relatou que uma dieta cetogênica pode melhorar a resposta ao tratamento em pacientes com câncer avançado (Klement et al., 2018).

4. Benefícios para doenças neurológicas: As dietas low carb e cetogênica têm mostrado potencial no tratamento de condições neurológicas, como epilepsia, Alzheimer, Parkinson e autismo. A utilização de cetonas como fonte de energia para o cérebro, em vez de glicose, pode melhorar a função cognitiva e reduzir os sintomas dessas doenças. Um estudo publicado no Journal of Child Neurology em 2006 demonstrou que a dieta cetogênica melhorou a função cognitiva em crianças com epilepsia (Pulsifer et al., 2006).

Em resumo, as dietas low carb e cetogênica são uma fonte inesgotável de benefícios para a saúde, que vão além da simples perda de peso. Elas atuam como um remédio natural, trazendo alívio e apoio a diversas condições, desde doenças autoimunes e câncer até condições neurológicas, como autismo. Adotar essa abordagem nutricional é como desenterrar um tesouro de saúde e bem-estar que enriquece a vida daqueles que optam por explorá -lo.

5. Melhoria da saúde cardiovascular: Embora possa parecer contra-intuitivo, as dietas low carb e cetogênica têm mostrado benefícios na saúde cardiovascular. Essas dietas podem ajudar a melhorar os níveis de colesterol, reduzindo o

LDL (colesterol "ruim") e aumentando o HDL (colesterol "bom"). Além disso, também podem reduzir a pressão arterial e os triglicerídeos, contribuindo para um coração mais saudável. Um estudo publicado no New England Journal of Medicine em 2008 mostrou que a dieta cetogênica pode ser mais eficaz na melhoria dos fatores de risco cardiovascular do que outras dietas (Shai et al., 2008).

6. Controle do apetite e saciedade: As dietas low carb e cetogênica têm a vantagem de aumentar a saciedade e ajudar no controle do apetite. Ao consumir alimentos ricos em gorduras saudáveis e proteínas, você se sentirá satisfeito por mais tempo e, consequentemente, comerá menos. Essa característica dessas dietas pode facilitar a manutenção de um peso saudável a longo prazo.

7. Melhoria da saúde digestiva: A adoção de uma dieta low carb ou cetogênica pode ajudar a melhorar a saúde digestiva ao eliminar alimentos que são comumente associados a problemas digestivos, como açúcares refinados e grãos processados. Essa mudança pode trazer benefícios para aqueles que sofrem de síndrome do intestino irritável, doença inflamatória intestinal e refluxo gastroesofágico.

8. Potencial aumento do desempenho atlético: Algumas pesquisas sugerem que atletas que seguem uma dieta cetogênica podem ter melhor resistência e recuperação muscular. Ao utilizar cetonas como fonte de energia, o corpo pode poupar glicogênio muscular, o que pode ser benéfico para atletas de resistência. No entanto, mais estudos são necessários para confirmar esses achados.

As dietas low carb e cetogênica são como um vasto oceano de benefícios para a saúde, que vão muito além da perda de peso. Cada vez mais, a ciência nos revela novos horizontes nesse universo nutricional, trazendo alívio e bem-estar para aqueles que estão dispostos a explorá-lo. Ao mergulhar nesse oceano, é possível descobrir e desfrutar das maravilhas da dieta cetogênica e low carb, abrindo as portas para uma vida mais saudável e vibrante.

## 8.3. Alimentos-chave e substituições inteligentes

Navegar pelo universo da dieta cetogênica e low carb pode parecer desafiador no início, especialmente quando se trata de escolher os alimentos certos e fazer substituições inteligentes. No entanto, como um marinheiro habilidoso, você logo aprenderá a ajustar suas velas e seguir com confiança em direção a uma vida mais saudável. Neste capítulo, vamos explorar os alimentos-chave e algumas substituições inteligentes que o ajudarão a ancorar-se nesse novo mundo alimentar.

1. Gorduras saudáveis: As gorduras são a estrela do show nas dietas cetogênica e low carb. É fundamental escolher gorduras saudáveis, como abacate, azeite, óleo de coco, manteiga e gorduras de animais alimentados com capim (pasto). Essas gorduras fornecem energia e ajudam na absorção de vitaminas lipossolúveis, como as vitaminas A, D, E e K.

2. Proteínas de qualidade: As proteínas são os tijolos de construção do corpo e um componente crucial da dieta cetogênica e low carb. Procure por carnes magras, peixes gordurosos, ovos, laticínios integrais e proteínas vegetais como nozes e sementes. O consumo de proteínas de animais criados de forma sustentável e ética é uma escolha consciente que beneficia a saúde e o meio ambiente.

3. Vegetais não amiláceos: Vegetais não amiláceos são repletos de nutrientes e pobres em carboidratos. Brócolis, couve-flor, espinafre, alface, pepino e abobrinha são apenas alguns exemplos de vegetais que você pode desfrutar à vontade. Eles fornecem fibras, vitaminas e minerais essenciais para o bom funcionamento do corpo.

Agora, vamos falar sobre algumas substituições inteligentes que podem ajudá-lo a adaptar seus pratos favoritos à dieta cetogênica e low carb:

1. Farinhas low carb: Substituir a farinha de trigo por farinhas low carb, como farinha de amêndoa, farinha de coco ou farinha de linhaça, pode ser uma maneira simples e eficaz de reduzir o teor de carboidratos de suas receitas. Essas farinhas também são naturalmente ricas em fibras e nutrientes.

2. Substitutos do açúcar: Adoçantes naturais, como eritritol, xilitol e estévia, podem ser usados para substituir o açúcar em suas receitas low carb e cetogênicas. Esses adoçantes têm um impacto mínimo nos níveis de açúcar no sangue e são uma alternativa mais saudável ao açúcar refinado.

3. Espiralizador de legumes: Um espiralizador de legumes pode transformar abobrinha, cenoura e outros vegetais em "macarrão" de baixo teor de carboidratos. Essa é uma ótima maneira de substituir o macarrão tradicional em seus pratos favoritos.

4. Couve-flor: A couve-flor é um vegetal versátil que pode ser usada como substituta do arroz, purê de batatas e até mesmo como base para a massa de pizza. Ao usar couve-flor no lugar desses alimentos ricos em carboidratos, você estará adicionando mais nutrientes e fibras à sua dieta, sem comprometer o sabor.

5. Leite e iogurte: O leite e iogurte tradicionais contêm carboidratos na forma de lactose, um açúcar naturalmente presente no leite. Uma alternativa é optar por produtos lácteos provenientes de animais alimentados com pasto e leite não pasteurizado. Esses produtos tendem a ser menos processados e podem conter mais nutrientes, como vitaminas, minerais e ácidos graxos ômega-3, além de serem mais facilmente digeríveis para algumas pessoas. Substitua o leite comum por leite de amêndoas ou leite de coco para reduzir o conteúdo de carboidratos. Opte por iogurtes gregos naturais sem açúcar, ricos em proteínas e com baixo teor de carboidratos.

Com as informações fornecidas neste capítulo, esperamos que você esteja pronto para embarcar nesta jornada de descoberta e transformação. Mantenha-se informado, seja criativo e experimente novas receitas e substituições. Logo você descobrirá que as maravilhas do universo low carb e cetogênico são infinitas e que a saúde e o bem-estar estão ao seu alcance.

Lembre-se de que, assim como um navegador experiente, você deve ajustar suas velas conforme o vento e o clima mudam. Manter-se informado sobre as pesquisas mais recentes e ajustar sua dieta às suas necessidades individuais garantirá que você continue a colher os benefícios dessa incrível maneira de se alimentar. Boa sorte e boa viagem!

## 8.4. Dicas para uma transição bem-sucedida para a dieta low carb

Ao embarcar nesta viagem rumo ao universo da alimentação saudável com as dietas low carb e cetogênica, é fundamental criar um ambiente propício para que você possa florescer e colher os frutos de suas mudanças. Como se estivesse preparando o solo fértil para um jardim, opte por alimentos de qualidade, como carnes de animais criados ao ar livre e em pasto, que são ricas em nutrientes e gorduras saudáveis.

Imagine que sua casa é um santuário onde apenas alimentos saudáveis são permitidos. Ao eliminar os alimentos industrializados e ricos em carboidratos, você cria um "ambiente seguro" que facilita a adesão à dieta e protege seu jardim interno de invasores indesejáveis.

Evite compartilhar sua mudança de hábitos alimentares com pessoas que possam agir como ervas daninhas, minando sua determinação e crescimento. Proteger-se desse tipo de influência negativa é essencial para manter o foco e o compromisso com seu novo estilo de vida.

Nos primeiros passos desta jornada, afaste-se de situações tentadoras, como se estivesse protegendo suas mudas de um clima adverso. Ocupe-se com novos projetos e paixões que ajudarão a iniciar este novo ciclo de vida e nutrir sua força de vontade.

Ao fazer suas refeições, cultive momentos de conexão com familiares e amigos, saboreando cada prato à mesa, como se estivesse compartilhando uma deliciosa refeição em um piquenique ensolarado. Se estiver sozinho, considere assistir a documentários sobre alimentação saudável, como "Fed Up", "Food, Inc." e "The Magic Pill". Essa prática é como regar suas sementes de motivação e comprometimento com as dietas low carb e cetogênica.

Um aspecto crucial dessa transição é garantir a ingestão adequada de eletrólitos.

Os eletrólitos são minerais que possuem uma carga elétrica e desempenham papéis importantes no equilíbrio de fluidos e na função celular. Quando você muda para uma dieta baixa em carboidratos, seu corpo passa por uma mudança na forma como processa e retém água e sais minerais. Isso pode levar à perda de eletrólitos essenciais como sódio, potássio e magnésio, podendo causar desequilíbrios e sintomas como cãibras, fraqueza e tonturas.

Para garantir a ingestão adequada de eletrólitos, você pode tomar algumas medidas simples:

Beba bastante água: Manter-se hidratado é essencial para manter o equilíbrio de eletrólitos. Beba água regularmente ao longo do dia, mesmo que não sinta sede.

Consuma alimentos ricos em eletrólitos: Inclua na sua dieta alimentos como abacates, folhas verdes escuras, castanhas e sementes. Esses alimentos são ricos em potássio e magnésio, importantes para manter o equilíbrio de eletrólitos.

Adicione sal às suas refeições: O sódio é um eletrólito importante que pode ser perdido durante a transição para uma dieta low carb ou cetogênica. Adicione uma pitada de sal de qualidade às suas refeições para ajudar a manter os níveis adequados de sódio.

Considere suplementos: Se você estiver com dificuldades para obter eletrólitos suficientes através da alimentação, converse com seu médico sobre a possibilidade de tomar suplementos de potássio, magnésio e sódio.

Seguindo essas dicas e abraçando a mudança, você estará

trilhando o caminho certo para desfrutar dos benefícios das dietas low carb e cetogênica. Com o tempo, verá que seu jardim interno florescerá e que um futuro mais saudável e vibrante está ao seu alcance.

## 8.5. Receitas e dicas práticas para uma dieta low carb saborosa

Nesta seção, vamos compartilhar receitas e dicas práticas para uma dieta low carb saborosa e envolvente. Seja como um pintor habilidoso que escolhe as cores certas para criar uma obra-prima, selecionamos receitas que transformarão sua experiência culinária em uma explosão de sabor e saúde.

Café da manhã:

1. Omelete de espinafre e queijo feta

Porções: 2 pessoas

Ingredientes:

- 4 ovos

- 1 xícara de espinafre picado

- 1/2 xícara de queijo feta esfarelado

- Sal e pimenta a gosto

- 1 colher de sopa de manteiga ou azeite

Passo a passo:

1. Bata os ovos em uma tigela e tempere com sal e pimenta.

2. Aqueça a manteiga ou o azeite em uma frigideira antiaderente em fogo médio.

3. Adicione o espinafre e refogue até murchar.

4. Despeje os ovos batidos sobre o espinafre e cozinhe até que a parte inferior esteja dourada.

5. Espalhe o queijo feta sobre a metade da omelete e dobre a outra metade por cima.

6. Cozinhe por mais 1-2 minutos, até que o queijo esteja derretido.

7. Sirva quente.

Dica: Você pode substituir o espinafre por outros vegetais, como brócolis ou couve, e o queijo feta por queijo de cabra ou mussarela.

2. Iogurte grego com nozes e sementes

Porções: 2 pessoas

Ingredientes:

- 1 xícara de iogurte grego integral

- 1/4 xícara de nozes picadas (amêndoas, nozes, pecãs)

- 1/4 xícara de sementes (chia, linhaça, girassol)

- 1/4 xícara de coco ralado sem açúcar

- Adoçante natural a gosto (opcional)

Passo a passo:

1. Divida o iogurte grego em duas tigelas.

2. Adicione metade das nozes, sementes e coco ralado em cada tigela.

3. Adoce a gosto com seu adoçante natural favorito, se desejar.

4. Sirva imediatamente.

Nota: O iogurte grego é uma excelente fonte de

proteínas e gorduras saudáveis. As nozes e sementes adicionam gorduras boas, fibras e micronutrientes.

3. Panquecas de coco e amêndoas

Porções: 2 pessoas

Ingredientes:

- 1/2 xícara de farinha de amêndoa

- 1/2 xícara de farinha de coco

- 1 colher de chá de fermento em pó

- 3 ovos

- 1/4 xícara de leite de amêndoas ou leite de coco

- 1 colher de chá de extrato de baunilha

- Adoçante natural a gosto

- Manteiga ou óleo de coco para cozinhar

Passo a passo:

1. Em uma tigela, misture a farinha de amêndoa, farinha de coco e fermento em pó.

2. Em outra tigela, bata os ovos com o leite de amêndoas ou leite de coco e o extrato de baunilha. Adicione adoçante a gosto, se desejar.

3. Adicione os ingredientes secos aos ingredientes úmidos e misture até obter uma massa homogênea.

4. Aqueça uma frigideira antiaderente em fogo médio e adicione um pouco de manteiga ou óleo de coco.

5. Despeje porções da massa na frigideira, formando pequenas panquecas.

6. Cozinhe por cerca de 2-3 minutos de cada lado, até dourar.

7. Sirva quente, acompanhado de frutas vermelhas e/ou creme de leite fresco, se desejar.

Dica: A farinha de amêndoa e a farinha de coco são excelentes substitutos para a farinha de trigo em receitas low carb e cetogênicas, pois são ricas em fibras e gorduras saudáveis.

4. Muffins de queijo e bacon

Porções: 6 muffins

Ingredientes:

- 6 fatias de bacon

- 1 xícara de farinha de amêndoa

- 1/4 xícara de queijo cheddar ralado

- 1/4 xícara de cebolinha picada

- 1 colher de chá de fermento em pó

- 4 ovos

- 1/4 xícara de manteiga derretida

Passo a passo:

1. Preaqueça o forno a 180°C (350°F) e unte uma forma de muffin com manteiga ou óleo de coco.

2. Cozinhe o bacon até ficar crocante e deixe esfriar. Pique em pedaços pequenos.

3. Em uma tigela, misture a farinha de amêndoa, queijo cheddar, cebolinha, bacon picado e fermento em pó.

4. Em outra tigela, bata os ovos e a manteiga derretida.

5. Adicione os ingredientes úmidos aos secos e misture bem.

6. Divida a massa entre as cavidades da forma de muffin.

7. Asse por 20-25 minutos, até que os muffins estejam dourados e firmes ao toque.

8. Deixe esfriar por alguns minutos antes de desenformar e servir.

Nota: Os muffins de queijo e bacon são uma ótima opção para um café da manhã low carb e cetogênico, pois são ricos em proteínas e gorduras saudáveis.

5. Creme de abacate e cacau

Porções: 2 pessoas

Ingredientes:

- 1 abacate maduro

- 2 colheres de sopa de cacau em pó sem açúcar

- 1/4 xícara de creme de leite fresco

- Adoçante natural a gosto

- 1 colher de chá de extrato de baunilha

Passo a passo:

1. Corte o abacate ao meio, retire o caroço e a casca e coloque a polpa no liquidificador ou processador de alimentos.

2. Adicione o cacau em pó, o creme de leite, o adoçante a gosto e o extrato de baunilha.

3. Bata até obter uma mistura homogênea e cremosa.

4. Divida o creme de abacate e cacau em duas tigelas e leve à geladeira por pelo menos 30 minutos antes de servir.

5. Sirva gelado, decorado com nozes picadas ou raspas de chocolate amargo, se desejar.

Dica: Este creme de abacate e cacau é uma opção deliciosa e nutritiva para o café da manhã, pois o abacate é rico em gorduras saudáveis, fibras e vitaminas, enquanto o cacau fornece antioxidantes e minerais importantes.

6. Frittata de legumes e queijo

Porções: 4 pessoas

Ingredientes:

- 6 ovos

- 1/2 xícara de leite de amêndoas ou leite de coco

- 2 xícaras de legumes picados (pimentão, abobrinha, tomate)

- 1/2 xícara de queijo ralado (cheddar, mussarela, queijo de cabra)

- 1/4 xícara de cebolinha picada

- Sal e pimenta a gosto

- 1 colher de sopa de azeite ou manteiga

Passo a passo:

1. Preaqueça o forno a 180°C (350°F).

2. Em uma tigela, bata os ovos com o leite de amêndoas ou leite de coco e tempere com sal e pimenta.

3. Adicione os legumes picados, o queijo ralado e a cebolinha à mistura de ovos.

4. Aqueça o azeite ou manteiga em uma frigideira grande e resistente ao forno em fogo médio.

5. Despeje a mistura de ovos e legumes na frigideira e cozinhe por 5 minutos, até que as bordas comecem a firmar.

6. Transfira a frigideira para o forno e asse por 15-20 minutos, até que a frittata esteja dourada e cozida no centro.

7. Deixe esfriar por alguns minutos antes de cortar em fatias e servir.

Nota: A frittata de legumes e queijo é uma refeição completa e nutritiva, rica em proteínas, gorduras saudáveis e micronutrientes provenientes dos legumes.

7. Waffles low carb

Porções: 4 waffles

Ingredientes:

- 1 1/2 xícara de farinha de amêndoa

- 1/2 xícara de farinha de coco

- 2 colheres de chá de fermento em pó

- 1/4 colher de chá de sal

- 4 ovos

- 1/2 xícara de leite de amêndoas ou leite de coco

- 1/4 xícara de manteiga derretida ou óleo de coco

- 2 colheres de chá de extrato de baunilha

- Adoçante natural a gosto (opcional)

Passo a passo:

1. Preaqueça a máquina de waffles de acordo com as instruções do fabricante.

2. Em uma tigela, misture a farinha de amêndoa, farinha de coco, fermento em pó e sal.

3. Em outra tigela, bata os ovos, o leite de amêndoas ou leite de coco, a manteiga derretida ou óleo de coco, o extrato de baunilha e adoçante a gosto (se usar).

4. Adicione os ingredientes úmidos aos secos e misture até obter uma massa homogênea.

5. Despeje porções da massa na máquina de waffles e cozinhe de acordo com as instruções do fabricante, até que os waffles estejam dourados e crocantes.

6. Sirva quente com manteiga, creme de leite fresco e frutas vermelhas, se desejar.

Dica: Os waffles low carb são uma opção deliciosa e nutritiva para o café da manhã, pois são ricos em fibras e gorduras saudáveis provenientes das farinhas de amêndoa e coco.

8. Granola low carb

Porções: 10 porções

Ingredientes:

- 1 xícara de amêndoas picadas

- 1 xícara de nozes picadas

- 1 xícara de sementes de abóbora

- 1/2 xícara de coco ralado sem açúcar

- 1/4 xícara de óleo de coco derretido

- 1/4 xícara de adoçante natural granulado (opcional)

- 1 colher de chá de extrato de baunilha

- 1 colher de chá de canela em pó

Passo a passo:

1. Preaqueça o forno a 150°C (300°F) e forre uma assadeira com papel manteiga.

2. Em uma tigela grande, misture as amêndoas, nozes, sementes de abóbora e coco ralado.

3. Adicione o óleo de coco derretido, o adoçante (se usar), o extrato de baunilha e a canela em pó. Misture bem até que todos os ingredientes estejam bem combinados.

4. Espalhe a mistura de granola na assadeira preparada em uma camada uniforme.

5. Asse por 20-25 minutos, mexendo a granola a cada 10 minutos, até que esteja dourada e crocante.

6. Deixe a granola esfriar completamente na assadeira antes de guardar em um recipiente hermético.

7. Sirva com iogurte grego ou leite de amêndoas e frutas vermelhas, se desejar.

Nota: A granola low carb é uma excelente opção para o café da manhã, pois é rica em gorduras saudáveis, fibras e proteínas provenientes das nozes e sementes.

9. Ovos mexidos com espinafre e tomate

Porções: 2 pessoas

Ingredientes:

- 4 ovos

- 2 colheres de sopa de leite de amêndoas ou leite de coco (opcional)

- Sal e pimenta a gosto

- 1 colher de sopa de azeite ou manteiga

- 1 xícara de espinafre fresco picado

- 1/2 xícara de tomate picado

- Queijo feta ou queijo de cabra esfarelado, para servir (opcional)

Passo a passo:

1. Em uma tigela, bata os ovos com o leite de amêndoas ou leite de coco (se usar) e tempere com sal e pimenta a gosto.

2. Aqueça o azeite ou manteiga em uma frigideira antiaderente em fogo médio.

3. Adicione o espinafre e o tomate picados à frigideira e cozinhe por 2-3 minutos, até que o espinafre esteja murcho e o tomate esteja macio.

4. Despeje a mistura de ovos sobre os legumes na frigideira e cozinhe, mexendo ocasionalmente, até que os ovos estejam macios e cozidos.

5. Sirva quente, com queijo feta ou queijo de cabra esfarelado por cima, se desejar.

Nota: Os ovos mexidos com espinafre e tomate são uma opção nutritiva e fácil de preparar para o café da manhã, rica em proteínas, vitaminas e minerais.

10. Crepioca com recheio de frango e abacate

Porções: 1 pessoa

Ingredientes:

- 2 colheres de sopa de tapioca

- 1 ovo

- Sal a gosto

- 1 colher de chá de azeite ou manteiga

- 1/2 xícara de frango desfiado

- 1/4 de abacate fatiado

- 1 colher de sopa de salsa picada

Passo a passo:

1. Em uma tigela, misture a tapioca, o ovo e o sal até obter uma massa homogênea.

2. Aqueça o azeite ou manteiga em uma frigideira antiaderente em fogo médio.

3. Despeje a mistura de tapioca e ovo na frigideira e cozinhe por 2-3 minutos de cada lado, até que a crepioca esteja dourada e cozida.

4. Recheie a crepioca com o frango desfiado, as fatias de abacate e a salsa picada.

5. Dobre a crepioca ao meio e cozinhe por mais 1-2 minutos, até que o recheio esteja aquecido.

6. Sirva quente.

Dica: A crepioca com recheio de frango e abacate é uma

opção deliciosa e saudável para o café da manhã, sendo uma excelente fonte de proteínas, gorduras saudáveis e fibras.

Prato Principal:

1. Frango com crosta de parmesão e legumes assados (4 porções)

Ingredientes:

- 4 peitos de frango sem pele
- 1 xícara de queijo parmesão ralado
- 2 colheres de sopa de maionese
- 1 colher de chá de alho em pó
- 1 colher de chá de orégano seco
- 1 colher de chá de páprica
- Sal e pimenta a gosto
- 2 abobrinhas médias cortadas em cubos
- 2 pimentões cortados em tiras
- 1 cebola roxa cortada em cubos
- 2 colheres de sopa de azeite de oliva
- Sal e pimenta a gosto

Instruções:

1. Preaqueça o forno a 200°C.

2. Em uma tigela, misture o parmesão, a maionese, o alho em pó, o orégano e a páprica. Tempere os peitos de frango com sal e pimenta e espalhe a mistura de parmesão sobre eles.

3. Em outra tigela, misture os legumes com o azeite de oliva, sal e pimenta. Espalhe os legumes em uma assadeira e coloque os peitos de frango por cima.

4. Asse por 25-30 minutos ou até que o frango esteja completamente cozido e os legumes estejam macios.

Dica: Esse prato é uma ótima opção para um jantar saudável e saboroso. Os legumes assados fornecem uma quantidade significativa de fibras e vitaminas.

2. Salmão grelhado com molho de mostarda e dill (4 porções)

Ingredientes:

- 4 filés de salmão (cerca de 150g cada)

- Sal e pimenta a gosto

- 2 colheres de sopa de azeite de oliva

- 1/4 xícara de mostarda Dijon

- 2 colheres de sopa de dill fresco picado

- 1 colher de sopa de mel

Instruções:

1. Tempere os filés de salmão com sal e pimenta.

2. Aqueça o azeite de oliva em uma frigideira em fogo médio. Adicione os filés de salmão e grelhe por 4-5 minutos de cada lado ou até que estejam cozidos ao seu gosto.

3. Em uma tigela pequena, misture a mostarda Dijon, o dill e o mel. Sirva o salmão com o molho de mostarda e dill por cima.

Dica: O salmão é uma excelente fonte de ômega-3, que é benéfico para a saúde do coração e do cérebro. Além disso, o dill tem propriedades anti-inflamatórias e antioxidantes.

3. Espaguete de abobrinha à bolonhesa (4 porções)

Ingredientes:

- 4 abobrinhas médias

- 2 colheres de sopa de azeite de oliva

- 1 cebola picada

- 2 dentes de alho picados

- 500g de carne moída (bovina ou suína)

- 1 xícara de molho de tomate

- 1 colher de chá de manjericão seco

- 1 colher de chá de orégano seco

- Sal e pimenta a gosto

- Queijo parmesão ralado para servir (opcional)

Instruções:

1. Utilize um espiralizador ou um descascador de legumes para transformar as abobrinhas em "espaguete". Reserve.

2. Aqueça uma colher de sopa de azeite de oliva em uma panela grande em fogo médio. Adicione a cebola e o alho e refogue por 3-4 minutos até ficarem macios.

3. Adicione a carne moída à panela e cozinhe até dourar, quebrando-a em pedaços menores enquanto cozinha.

4. Adicione o molho de tomate, manjericão, orégano, sal e pimenta. Reduza o fogo e cozinhe por 10-15 minutos, mexendo ocasionalmente.

5. Enquanto o molho cozinha, aqueça a outra colher de sopa de azeite de oliva em uma frigideira grande em fogo médio. Adicione o espaguete de abobrinha e cozinhe por 3-4 minutos até ficar macio.

6. Sirva o espaguete de abobrinha com o molho à bolonhesa por cima e polvilhe com queijo parmesão ralado, se desejar.

Dica: O espaguete de abobrinha é uma alternativa de baixo carboidrato ao macarrão tradicional e é uma excelente fonte de vitamina C, potássio e fibras.

4. Frittata de cogumelos e espinafre (4 porções)

Ingredientes:

- 8 ovos grandes

- 1/4 xícara de leite de amêndoas sem açúcar

- Sal e pimenta a gosto

- 2 colheres de sopa de azeite de oliva

- 1 cebola pequena picada

- 2 xícaras de cogumelos fatiados

- 2 xícaras de espinafre fresco picado

- 1 xícara de queijo cheddar ralado (opcional)

Instruções:

1. Preaqueça o forno a 180°C.

2. Em uma tigela grande, bata os ovos com o leite de amêndoas, sal e pimenta. Reserve.

3. Aqueça o azeite de oliva em uma frigideira grande e resistente ao forno em fogo médio. Adicione a cebola e os cogumelos e cozinhe por 5-6 minutos até ficarem macios.

4. Adicione o espinafre à frigideira e cozinhe até murchar.

5. Despeje a mistura de ovos na frigideira e cozinhe por 3-4 minutos até que as bordas comecem a endurecer.

6. Polvilhe o queijo cheddar ralado por cima, se estiver usando, e leve a frigideira ao forno por 10-15 minutos até que a frittata esteja completamente cozida e dourada.

7. Deixe esfriar por alguns minutos antes de cortar em

fatias e servir.

Dica: A frittata é uma opção versátil e nutritiva para o jantar. O espinafre é rico em vitaminas A, C, K e ferro, enquanto os cogumelos são uma boa fonte de vitamina D e minerais.

5. Carne moída com couve-flor e brócolis gratinados (4 porções)

Ingredientes:

- 500g de carne moída (bovina ou suína)

- 1 colher de sopa de azeite de oliva

- 1 cebola picada

- 2 dentes de alho picados

- Sal e pimenta a gosto

- 2 xícaras de couve-flor em floretes

- 2 xícaras de brócolis em floretes

- 1 xícara de creme de leite

- 2 xícaras de queijo cheddar ralado

- 1/2 colher de chá de noz-moscada

Instruções:

1. Preaqueça o forno a 180°C.

2. Aqueça o azeite de oliva em uma frigideira grande em fogo médio. Adicione a cebola e o alho e refogue por 3-4 minutos até ficarem macios.

3. Adicione a carne moída e cozinhe até dourar, quebrando-a em pedaços menores enquanto cozinha. Tempere com sal e pimenta.

4. Cozinhe a couve-flor e o brócolis em água fervente por 5-6 minutos até ficarem macios. Escorra e adicione-os à

frigideira com a carne moída.

5. Em uma tigela média, misture o creme de leite, 1 xícara de queijo cheddar ralado e a noz-moscada. Despeje a mistura sobre a carne e os legumes na frigideira e misture bem.

6. Polvilhe a xícara restante de queijo cheddar por cima e leve ao forno por 20-25 minutos até dourar e borbulhar.

Dica: Essa receita é rica em proteínas e fibras, e a couve-flor e o brócolis são excelentes fontes de vitaminas e minerais.

6. Abóbora recheada com quinoa e espinafre (4 porções)

Ingredientes:

- 2 abóboras médias, cortadas ao meio e sem sementes

- 2 colheres de sopa de azeite de oliva

- Sal e pimenta a gosto

- 1 xícara de quinoa cozida

- 1 xícara de espinafre fresco picado

- 1/4 xícara de nozes picadas

- 1/4 xícara de queijo feta esfarelado

Instruções:

1. Preaqueça o forno a 200°C.

2. Coloque as metades de abóbora em uma assadeira, regue com azeite de oliva e tempere com sal e pimenta. Asse por 30-40 minutos até ficarem macias

3. Enquanto a abóbora assa, misture a quinoa cozida, o espinafre, as nozes e o queijo feta em uma tigela grande.

4. Retire a abóbora do forno e, com cuidado, recheie cada metade com a mistura de quinoa.

5. Retorne a abóbora recheada ao forno e asse por mais

10-15 minutos até que o recheio esteja aquecido e o queijo feta comece a dourar.

6. Sirva quente, decorado com mais espinafre fresco e nozes, se desejar.

Dica: Essa receita é uma ótima opção vegetariana e sem glúten para um jantar saudável e saboroso. A quinoa é rica em proteínas e fibras, enquanto a abóbora é uma excelente fonte de vitaminas A e C.

7. Rolinhos de berinjela com recheio de ricota (4 porções)

Ingredientes:

- 2 berinjelas grandes, cortadas longitudinalmente em fatias finas

- 2 colheres de sopa de azeite de oliva

- Sal e pimenta a gosto

- 1 1/2 xícaras de ricota

- 1/2 xícara de queijo parmesão ralado

- 1/4 xícara de manjericão fresco picado

- 1 ovo

- 1 xícara de molho de tomate

Instruções:

1. Preaqueça o forno a 180°C.

2. Coloque as fatias de berinjela em uma assadeira e pincele com azeite de oliva. Tempere com sal e pimenta. Asse por 15-20 minutos até ficarem macias e flexíveis. Deixe esfriar.

3. Em uma tigela média, misture a ricota, o queijo parmesão, o manjericão e o ovo. Tempere com sal e pimenta.

4. Espalhe uma colher de sopa da mistura de ricota sobre

cada fatia de berinjela e enrole-as.

5. Espalhe metade do molho de tomate em um refratário. Coloque os rolinhos de berinjela, com a emenda para baixo, no refratário. Cubra com o restante do molho de tomate.

6. Asse por 25-30 minutos até borbulhar e dourar. Sirva quente.

Dica: Esses rolinhos de berinjela são uma opção deliciosa e baixa em carboidratos para um jantar italiano. A berinjela é rica em fibras, vitaminas e minerais.

8. Almôndegas de peru com molho de cogumelos (4 porções)

Ingredientes:

- 500g de carne de peru moída

- 1/4 xícara de farinha de amêndoas

- 1/4 xícara de queijo parmesão ralado

- 1/4 xícara de salsinha fresca picada

- 1 ovo

- Sal e pimenta a gosto

- 2 colheres de sopa de azeite de oliva

- 2 xícaras de cogumelos fatiados

- 1 xícara de caldo de galinha ou vegetais

- 1/2 xícara de creme de leite

- Sal e pimenta a gosto

- Salsinha fresca picada para decorar

Instruções:

1. Em uma tigela grande, misture a carne de peru moída, a farinha de amêndoas, o queijo parmesão, a salsinha e o ovo.

Tempere com sal e pimenta. Faça almôndegas do tamanho de uma bola de golfe.

2. Aqueça o azeite de oliva em uma frigideira grande em fogo médio. Adicione as almôndegas e cozinhe até dourar por todos os lados, cerca de 8-10 minutos. Remova as almôndegas da frigideira e reserve.

3. Na mesma frigideira, adicione os cogumelos e cozinhe por 5-6 minutos até ficarem macios. Adicione o caldo e deixe ferver.

4. Reduza o fogo e adicione o creme de leite, sal e pimenta. Cozinhe por mais 5 minutos para engrossar o molho.

5. Retorne as almôndegas à frigideira e cozinhe por mais 5 minutos para aquecê-las.

6. Sirva as almôndegas com molho de cogumelos por cima, decoradas com salsinha fresca picada.

Dica: As almôndegas de peru são uma opção mais saudável e leve em comparação com as de carne bovina. O molho de cogumelos adiciona um sabor delicioso e sofisticado ao prato.

9. Arroz de couve-flor com camarão e legumes (4 porções)

Ingredientes:

- 1 couve-flor média, cortada em floretes

- 2 colheres de sopa de azeite de oliva

- 1 cebola picada

- 2 dentes de alho picados

- 1 pimentão vermelho cortado em cubos

- 1 pimentão amarelo cortado em cubos

- 1 cenoura em fatias finas

- 400g de camarão descascado e limpo

- Sal e pimenta a gosto

- 2 colheres de sopa de molho de soja

- 1 colher de sopa de óleo de gergelim

- Cebolinha picada para decorar

Instruções:

1. Coloque a couve-flor em um processador de alimentos e pulse até obter uma textura semelhante ao arroz. Reserve.

2. Aqueça uma colher de sopa de azeite de oliva em uma frigideira grande em fogo médio. Adicione a cebola, o alho, os pimentões e a cenoura e cozinhe por 5-6 minutos até ficarem macios.

3. Adicione o camarão à frigideira e cozinhe por 3-4 minutos até ficarem rosados e cozidos. Tempere com sal e pimenta.

4. Adicione a couve-flor processada à frigideira e cozinhe por mais 3-4 minutos até ficar macia.

5. Misture o molho de soja e o óleo de gergelim na frigideira e cozinhe por mais 1-2 minutos para aquecer e combinar os sabores.

6. Sirva o arroz de couve-flor com camarão e legumes, decorado com cebolinha picada.

Dica: O arroz de couve-flor é uma alternativa de baixo carboidrato ao arroz tradicional e é uma ótima maneira de adicionar mais vegetais à sua dieta. O camarão é uma excelente fonte de proteínas magras e ômega-3.

10. Salada de quinoa com frango grelhado e abacate (4 porções)

Ingredientes:

- 2 xícaras de quinoa cozida

- 2 peitos de frango grelhados, cortados em tiras

- 1 abacate maduro, cortado em cubos

- 1 xícara de tomates-cereja cortados ao meio

- 1/2 xícara de milho cozido

- 1/4 xícara de coentro fresco picado

- Suco de 1 limão

- 1/4 xícara de azeite de oliva

- Sal e pimenta a gosto

Instruções:

1. Em uma tigela grande, misture a quinoa cozida, o frango grelhado, o abacate, os tomates-cereja, o milho e o coentro.

2. Em uma tigela pequena, misture o suco de limão, o azeite de oliva, sal e pimenta. Despeje o molho sobre a salada e misture bem.

3. Sirva a salada de quinoa com frango grelhado e abacate em tigelas individuais.

Dica: Essa salada é uma refeição completa e equilibrada, rica em proteínas, gorduras saudáveis e fibras. O abacate é uma excelente fonte de gorduras monoinsaturadas, que ajudam a manter o coração saudável.

Agora você tem uma lista de 10 receitas saudáveis e deliciosas para o prato principal que pode ser preparada e servida em uma variedade de ocasiões. Essas receitas são ideais para quem procura opções nutritivas e saborosas.

Sopas:

1. Sopa de abóbora com gengibre (4 porções)

Ingredientes:

- 1 abóbora média, descascada e cortada em cubos
- 1 cebola média, picada
- 2 dentes de alho, picados
- 1 colher de sopa de gengibre fresco ralado
- 4 xícaras de caldo de legumes
- 1 xícara de leite de coco
- Sal e pimenta a gosto
- Coentro fresco para decorar

Instruções:

1. Em uma panela grande, refogue a cebola e o alho até ficarem macios e dourados.

2. Adicione o gengibre fresco ralado e refogue por mais um minuto.

3. Adicione a abóbora e o caldo de legumes à panela. Deixe ferver, reduza o fogo e cozinhe por 20-25 minutos, ou até que a abóbora esteja macia.

4. Retire a panela do fogo e deixe esfriar um pouco antes de bater a sopa no liquidificador até ficar homogêneo.

5. Volte a sopa para a panela e adicione o leite de coco. Aqueça a sopa novamente, tempere com sal e pimenta a gosto.

6. Sirva a sopa de abóbora com gengibre em tigelas individuais, decoradas com coentro fresco.

Dica: A abóbora é rica em vitamina A e fibras, enquanto o gengibre tem propriedades anti-inflamatórias e pode ajudar na digestão.

2. Sopa de espinafre com frango (4 porções)

Ingredientes:

- 2 peitos de frango cozidos, desfiados

- 1 colher de sopa de azeite de oliva

- 1 cebola média, picada

- 2 dentes de alho, picados

- 4 xícaras de caldo de frango

- 4 xícaras de espinafre fresco

- 1/2 xícara de creme de leite fresco

- Sal e pimenta a gosto

- Queijo parmesão ralado para decorar

Instruções:

1. Em uma panela grande, aqueça o azeite e refogue a cebola e o alho até ficarem macios e dourados.

2. Adicione o caldo de frango e o frango desfiado à panela. Deixe ferver e cozinhe por 10 minutos.

3. Adicione o espinafre à panela e cozinhe por mais 5 minutos, ou até que o espinafre esteja macio.

4. Retire a panela do fogo e misture o creme de leite. Tempere com sal e pimenta a gosto.

5. Sirva a sopa de espinafre com frango em tigelas individuais, decoradas com queijo parmesão ralado.

Dica: O espinafre é uma excelente fonte de ferro, cálcio e vitamina K, enquanto o frango fornece proteínas de alta qualidade.

3. Sopa de brócolis e queijo cheddar (4 porções)

Ingredientes:

- 4 xícaras de brócolis, cortados em floretes pequenos

- 1 cebola média, picada

- 2 dentes de alho, picados

- 4 xícaras de caldo de legumes

- 1 xícara de creme de leite fresco

- 2 xícaras de queijo cheddar ralado

- Sal e pimenta a gosto

Instruções:

1. Em uma panela grande, refogue a cebola e o alho até ficarem macios e dourados.

2. Adicione o brócolis e o caldo de legumes à panela. Deixe ferver, reduza o fogo e cozinhe por 15-20 minutos, ou até que o brócolis esteja macio.

3. Retire a panela do fogo e deixe esfriar um pouco antes de bater a sopa no liquidificador até ficar homogêneo.

4. Volte a sopa para a panela e adicione o creme de leite e o queijo cheddar ralado. Aqueça a sopa novamente, mexendo até que o queijo derreta completamente. Tempere com sal e pimenta a gosto.

5. Sirva a sopa de brócolis e queijo cheddar em tigelas individuais.

Dica: O brócolis é rico em vitamina C, vitamina K e fibras. O queijo cheddar fornece cálcio e proteína.

4. Sopa de cogumelos (4 porções)

Ingredientes:

- 500g de cogumelos frescos, fatiados

- 1 cebola média, picada

- 2 dentes de alho, picados

- 4 xícaras de caldo de legumes

- 1 xícara de creme de leite fresco

- 2 colheres de sopa de manteiga

- Sal e pimenta a gosto

- Salsinha picada para decorar

Instruções:

1. Em uma panela grande, derreta a manteiga e refogue a cebola e o alho até ficarem macios e dourados.

2. Adicione os cogumelos fatiados e cozinhe por 5-7 minutos, até que estejam macios.

3. Adicione o caldo de legumes à panela e deixe ferver. Reduza o fogo e cozinhe por 20 minutos.

4. Retire a panela do fogo e deixe esfriar um pouco antes de bater a sopa no liquidificador até ficar homogêneo.

5. Volte a sopa para a panela e adicione o creme de leite. Aqueça a sopa novamente e tempere com sal e pimenta a gosto.

6. Sirva a sopa de cogumelos em tigelas individuais, decoradas com salsinha picada.

Dica: Cogumelos são uma ótima fonte de vitaminas do complexo B, selênio e fibras.

5. Sopa de couve-flor com bacon (4 porções)

Ingredientes:

- 1 couve-flor média, cortada em floretes

- 1 cebola média, picada

- 2 dentes de alho, picados
- 4 xícaras de caldo de legumes
- 1 xícara de creme de leite fresco
- 6 fatias de bacon, cozido e picado
- Sal e pimenta a gosto
- Cebolinha picada para decorar

Instruções:

1. Em uma panela grande, refogue a cebola e o alho até ficarem macios e dourados.

2. Adicione a couve-flor e o caldo de legumes à panela. Deixe ferver, reduza o fogo e cozinhe por 15-20 minutos, ou até que a couve-flor esteja macia.

3. Retire a panela do fogo e deixe esfriar um pouco antes de bater a sopa no liquidificador até ficar homogêneo.

4. Volte a sopa para a panela e adicione o creme de leite. Aqueça a sopa novamente e tempere com sal e pimenta a gosto.

5. Sirva a sopa de couve-flor em tigelas individuais, coberta com bacon picado e cebolinha picada.

Dica: A couve-flor é rica em vitamina C, vitamina K e fibras. O bacon adiciona sabor e crocância à sopa, além de ser uma fonte de proteína.

6. Sopa de tomate assado (4 porções)

Ingredientes:

- 8 tomates médios, cortados ao meio
- 1 cebola média, picada
- 2 dentes de alho, picados
- 4 xícaras de caldo de legumes

- 1/4 xícara de manjericão fresco picado

- 1/4 xícara de azeite de oliva

- Sal e pimenta a gosto

Instruções:

1. Pré-aqueça o forno a 180°C. Em uma assadeira, coloque os tomates cortados ao meio, regue com azeite de oliva e tempere com sal e pimenta. Asse por 30 minutos, ou até que estejam macios e levemente dourados.

2. Em uma panela grande, refogue a cebola e o alho até ficarem macios e dourados.

3. Adicione os tomates assados e o caldo de legumes à panela. Deixe ferver, reduza o fogo e cozinhe por 15-20 minutos.

4. Retire a panela do fogo e deixe esfriar um pouco antes de bater a sopa no liquidificador até ficar homogêneo.

5. Volte a sopa para a panela e adicione o manjericão fresco picado. Aqueça a sopa novamente e tempere com sal e pimenta a gosto.

6. Sirva a sopa de tomate assado em tigelas individuais.

Dica: Os tomates são ricos em vitamina C, vitamina A e licopeno, um antioxidante poderoso.

7. Sopa de abobrinha e alho-poró (4 porções)

Ingredientes:

- 2 abobrinhas médias, cortadas em cubos

- 1 alho-poró grande, fatiado

- 1 cebola média, picada

- 2 dentes de alho , picados

- 4 xícaras de caldo de legumes

- 1 colher de sopa de azeite de oliva

- Sal e pimenta a gosto

- Manjericão fresco picado para decorar

Instruções:

1. Em uma panela grande, aqueça o azeite e refogue a cebola, o alho e o alho-poró até ficarem macios e dourados.

2. Adicione a abobrinha e o caldo de legumes à panela. Deixe ferver, reduza o fogo e cozinhe por 15-20 minutos, ou até que a abobrinha esteja macia.

3. Retire a panela do fogo e deixe esfriar um pouco antes de bater a sopa no liquidificador até ficar homogêneo.

4. Volte a sopa para a panela e aqueça novamente. Tempere com sal e pimenta a gosto.

5. Sirva a sopa de abobrinha e alho-poró em tigelas individuais, decoradas com manjericão fresco picado.

Dica: A abobrinha é uma excelente fonte de vitamina C, enquanto o alho-poró fornece fibras e vitamina K.

8. Sopa de lentilha (4 porções)

Ingredientes:

- 1 xícara de lentilhas, lavadas e escorridas

- 1 cebola média, picada

- 2 cenouras, picadas

- 2 dentes de alho, picados

- 4 xícaras de caldo de legumes

- 1 colher de sopa de azeite de oliva

- Sal e pimenta a gosto

- Salsinha picada para decorar

Instruções:

1. Em uma panela grande, aqueça o azeite e refogue a cebola, a cenoura e o alho até ficarem macios e dourados.

2. Adicione as lentilhas e o caldo de legumes à panela. Deixe ferver, reduza o fogo e cozinhe por 30-40 minutos, ou até que as lentilhas estejam macias.

3. Retire a panela do fogo e deixe esfriar um pouco antes de bater metade da sopa no liquidificador até ficar homogêneo. Misture a parte batida com a parte não batida para obter uma sopa com textura.

4. Volte a sopa para a panela e aqueça novamente. Tempere com sal e pimenta a gosto.

5. Sirva a sopa de lentilha em tigelas individuais, decoradas com salsinha picada.

Dica: As lentilhas são ricas em proteínas, fibras e ferro, tornando esta sopa uma opção nutritiva e reconfortante.

9. Sopa de ervilha (4 porções)

Ingredientes:

- 4 xícaras de ervilhas congeladas

- 1 cebola média, picada

- 2 dentes de alho, picados

- 4 xícaras de caldo de legumes

- 1 colher de sopa de azeite de oliva

- Sal e pimenta a gosto

- Hortelã fresca picada para decorar

Instruções:

1. Em uma panela grande, aqueça o azeite e refogue a

cebola e o alho até ficarem macios e dourados.

2. Adicione as ervilhas congeladas e o caldo de legumes à panela. Deixe ferver, reduza o fogo e cozinhe por 10-15 minutos, ou até que as ervilhas estejam macias.

3. Retire a panela do fogo e deixe esfriar um pouco antes de bater a sopa no liquidificador até ficar homogêneo.

4. Volte a sopa para a panela e aqueça novamente. Tempere com sal e pimenta a gosto.

5. Sirva a sopa de ervilha em tigelas individuais, decoradas com hortelã fresca picada.

Dica: As ervilhas são uma ótima fonte de proteínas, fibras e vitamina K. A hortelã fresca adiciona um sabor refrescante e contrastante à sopa.

10. Sopa de batata-doce e pimentão vermelho (4 porções)

Ingredientes:

- 2 batatas-doces médias, descascadas e cortadas em cubos

- 2 pimentões vermelhos, cortados em pedaços

- 1 cebola média, picada

- 2 dentes de alho, picados

- 4 xícaras de caldo de legumes

- 1 colher de sopa de azeite de oliva

- Sal e pimenta a gosto

- Iogurte grego ou creme de leite para decorar

Instruções:

1. Em uma panela grande, aqueça o azeite e refogue a cebola e o alho até ficarem macios e dourados.

2. Adicione a batata-doce, os pimentões vermelhos e o caldo de legumes à panela. Deixe ferver, reduza o fogo e cozinhe por 20-25 minutos, ou até que a batata-doce esteja macia.

3. Retire a panela do fogo e deixe esfriar um pouco antes de bater a sopa no liquidificador até ficar homogêneo.

4. Volte a sopa para a panela e aqueça novamente. Tempere com sal e pimenta a gosto.

5. Sirva a sopa de batata-doce e pimentão vermelho em tigelas individuais, decoradas com um pouco de iogurte grego ou creme de leite.

Dica: A batata-doce é rica em vitamina A e fibras, enquanto os pimentões vermelhos são uma ótima fonte de vitamina C. Essa sopa é uma opção saudável e saborosa para o inverno.

Sobremesas:

1. Mousse de chocolate low carb (4 porções)

Ingredientes:

- 1 abacate maduro

- 1/2 xícara de cacau em pó sem açúcar

- 1/4 xícara de adoçante eritritol ou xilitol

- 1/2 xícara de leite de amêndoas

- 1 colher de chá de extrato de baunilha

- Pitada de sal

Instruções:

1. Corte o abacate ao meio, remova o caroço e retire a polpa com uma colher.

2. Em um liquidificador ou processador de alimentos,

adicione o abacate, cacau em pó, adoçante, leite de amêndoas, extrato de baunilha e uma pitada de sal.

3. Bata até obter uma mistura homogênea e cremosa.

4. Divida a mousse em 4 tigelas pequenas e leve à geladeira por pelo menos 1 hora antes de servir.

5. Decore com frutas vermelhas ou raspas de chocolate sem açúcar, se desejar.

Dica: O abacate é uma excelente fonte de gorduras saudáveis e fibras, enquanto o cacau em pó é rico em antioxidantes.

2. Cheesecake de limão sem açúcar (8 porções)

Ingredientes:

Base:

- 1 1/2 xícara de farinha de amêndoas

- 1/4 xícara de manteiga derretida

- 2 colheres de sopa de adoçante eritritol ou xilitol

Recheio:

- 450g de cream cheese em temperatura ambiente

- 1/2 xícara de adoçante eritritol ou xilitol

- 3/4 xícara de creme de leite

- 3 ovos

- Raspas e suco de 1 limão

- 1 colher de chá de extrato de baunilha

Instruções:

1. Preaqueça o forno a 180°C e unte uma forma de aro removível de 20cm.

2. Em uma tigela, misture a farinha de amêndoas, manteiga derretida e adoçante. Pressione a mistura no fundo da forma e asse por 10 minutos. Retire do forno e deixe esfriar.

3. Em uma tigela grande, bata o cream cheese e o adoçante até ficar homogêneo. Adicione o creme de leite, ovos, raspas e suco de limão e extrato de baunilha, e bata até ficar bem misturado.

4. Despeje o recheio sobre a base e asse por 40-45 minutos, até que o centro esteja firme. Deixe esfriar completamente e leve à geladeira por pelo menos 4 horas antes de servir.

5. Decore com raspas de limão e frutas vermelhas, se desejar.

Dica: O cream cheese é uma ótima fonte de proteínas e gorduras saudáveis, enquanto o limão fornece vitamina C e sabor cítrico refrescante.

3. Pudim de coco low carb (6 porções)

Ingredientes:

- 2 xícaras de leite de coco

- 1 xícara de creme de leite

- 1/2 xícara de adoçante eritritol ou xilitol

- 1 colher de sopa de gelatina em pó sem sabor

- 1 colher de chá de extrato de baunilha

- 1/2 xícara de coco ralado sem açúcar

Instruções:

1. Em uma panela média, misture o leite de coco, creme de leite e adoçante. Aqueça em fogo médio, mexendo sempre, até que o adoçante esteja dissolvido.

2. Polvilhe a gelatina em pó sobre a mistura e deixe

descansar por 1 minuto. Em seguida, mexa até que a gelatina esteja completamente dissolvida.

3. Retire do fogo e adicione o extrato de baunilha e o coco ralado, misturando bem.

4. Divida a mistura entre 6 tigelas pequenas e leve à geladeira por pelo menos 3 horas ou até que estejam firmes.

5. Sirva gelado, decorado com mais coco ralado, se desejar.

Dica: O leite de coco é uma ótima fonte de gorduras saudáveis e o coco ralado adiciona textura e sabor deliciosos ao pudim.

4. Brownie low carb com nozes (16 porções)

Ingredientes:
- 1/2 xícara de manteiga derretida
- 1 xícara de adoçante eritritol ou xilitol
- 3 ovos
- 1 colher de chá de extrato de baunilha
- 1/2 xícara de farinha de amêndoas
- 1/2 xícara de cacau em pó sem açúcar
- 1 colher de chá de fermento em pó
- 1/2 xícara de nozes picadas

Instruções:

1. Preaqueça o forno a 180°C e forre uma assadeira quadrada de 20cm com papel manteiga.

2. Em uma tigela, misture a manteiga derretida e o adoçante. Adicione os ovos e o extrato de baunilha e misture bem.

3. Adicione a farinha de amêndoas, cacau em pó e

fermento em pó à mistura e mexa até incorporar. Por fim, adicione as nozes picadas.

4. Espalhe a massa na assadeira preparada e asse por 20-25 minutos, até que esteja firme ao toque. Deixe esfriar completamente antes de cortar em 16 pedaços.

Dica: O cacau em pó é uma excelente fonte de antioxidantes e as nozes fornecem gorduras saudáveis e proteínas.

5. Torta de morango low carb (8 porções)

Ingredientes:

Base:

- 1 1/2 xícara de farinha de amêndoas

- 1/4 xícara de manteiga derretida

- 2 colheres de sopa de adoçante eritritol ou xilitol

Recheio:

- 450g de cream cheese em temperatura ambiente

- 1/2 xícara de adoçante eritritol ou xilitol

- 3/4 xícara de creme de leite

- 2 colheres de chá de extrato de baunilha

- 1 xícara de morangos picados

Cobertura:

- 1 xícara de morangos cortados ao meio

- 1/4 xícara de adoçante eritritol ou xilitol

- 2 colheres de sopa de água

Instruções:

1. Preaqueça o forno a 180°C e unte uma forma de aro removível de 20cm.

2. Em uma tigela, misture a farinha de amêndoas, manteiga derretida e adoçante. Pressione a mistura no fundo da forma e asse por 10 minutos. Retire do forno e deixe esfriar.

3. Em uma tigela grande, bata o cream cheese e o adoçante até ficar homogêneo. Adicione o creme de leite, extrato de baunilha e morangos picados, e misture bem.

4. Despeje o recheio sobre a base e leve à geladeira por pelo menos 4 horas ou até que esteja firme.

5. Enquanto a torta esfria, prepare a cobertura: em uma panela pequena, misture os morangos cortados, adoçante e água. Cozinhe em fogo médio-baixo, mexendo ocasionalmente, até que os morangos estejam macios e a calda engrosse ligeiramente.

6. Deixe a cobertura esfriar e, em seguida, despeje-a sobre a torta antes de servir.

Dica: Os morangos são ricos em vitamina C e antioxidantes, enquanto o cream cheese fornece proteínas e gorduras saudáveis.

6. Muffins de framboesa e amêndoa (12 porções)

Ingredientes:

- 2 xícaras de farinha de amêndoas

- 1/3 xícara de adoçante eritritol ou xilitol

- 1 colher de sopa de fermento em pó

- 1/4 colher de chá de sal

- 4 ovos

- 1/2 xícara de creme de leite

- 1/4 xícara de manteiga derretida

- 1 colher de chá de extrato de baunilha

- 1 xícara de framboesas frescas ou congeladas

Instruções:

1. Preaqueça o forno a 180°C e forre uma forma de muffins com 12 forminhas de papel.

2. Em uma tigela grande, misture a farinha de amêndoas, adoçante, fermento em pó e sal.

3. Adicione os ovos, creme de leite, manteiga derretida e extrato de baunilha à mistura seca e mexa até que esteja bem combinado.

4. Delicadamente, adicione as framboesas à massa.

5. Divida a massa igualmente entre as 12 forminhas e asse por 20-25 minutos, até que estejam dourados e firmes ao toque.

6. Deixe esfriar completamente antes de servir.

Dica: As framboesas são ricas em fibras e vitamina C, enquanto as amêndoas fornecem proteínas e gorduras saudáveis.

7. Panna cotta de baunilha com calda de frutas vermelhas (6 porções)

Ingredientes:

Panna cotta:

- 2 xícaras de creme de leite

- 1/2 xícara de adoçante eritritol ou xilitol

- 1 colher de sopa de gelatina em pó sem sabor

- 1 colher de chá de extrato de baunilha

Calda de frutas vermelhas:

- 1 xícara de frutas vermelhas frescas ou congeladas (morangos, framboesas, mirtilos, etc.)

- 1/4 xícara de adoçante eritritol ou xilitol

- 1/4 xícara de água

Instruções:

1. Em uma panela média, misture o creme de leite e o adoçante. Aqueça em fogo médio, mexendo sempre, até que o adoçante esteja dissolvido.

2. Polvilhe a gelatina em pó sobre a mistura e deixe descansar por 1 minuto. Em seguida, mexa até que a gelatina esteja completamente dissolvida.

3. Retire do fogo e adicione o extrato de baunilha.

4. Divida a mistura entre 6 tigelas pequenas e leve à geladeira por pelo menos 3 horas ou até que estejam firmes.

5. Enquanto a panna cotta esfria, prepare a calda: em uma panela pequena, misture as frutas vermelhas, adoçante e água. Cozinhe em fogo médio-baixo, mexendo ocasionalmente, até que as frutas estejam macias e a calda engrosse ligeiramente.

6. Deixe a calda esfriar e, em seguida, despeje-a sobre a panna cotta antes de servir.

Dica: As frutas vermelhas são ricas em antioxidantes e vitaminas, enquanto a baunilha adiciona um toque delicioso e aromático à sobremesa.

8. Cookies de coco e chocolate (12 porções)

Ingredientes:

- 1 1/2 xícaras de coco ralado sem açúcar

- 1/2 xícara de farinha de amêndoas

- 1/4 xícara de adoçante eritritol ou xilitol

- 1/4 colher de chá de sal

- 1/4 xícara de manteiga derretida

- 1 ovo

- 1 colher de chá de extrato de baunilha

- 1/2 xícara de chocolate sem açúcar picado ou gotas de chocolate

Instruções:

1. Preaqueça o forno a 180°C e forre uma assadeira com papel manteiga.

2. Em uma tigela grande, misture o coco ralado, farinha de amêndoas, adoçante e sal.

3. Adicione a manteiga derretida, ovo e extrato de baunilha à mistura seca e mexa até que esteja bem combinado.

4. Acrescente o chocolate sem açúcar picado ou as gotas de chocolate à massa e misture bem.

5. Faça 12 bolinhas com a massa e coloque-as na assadeira preparada, achate-as ligeiramente com a palma da mão.

6. Asse por 12-15 minutos, até que estejam levemente dourados nas bordas. Deixe esfriar completamente antes de servir.

Dica: O coco ralado é uma ótima fonte de fibras e gorduras saudáveis, e o chocolate sem açúcar adiciona um sabor delicioso aos cookies.

9. Crumble de maçã low carb (8 porções)

Ingredientes:
Recheio:
- 4 maçãs descascadas e cortadas em cubos

- 1/4 xícara de adoçante eritritol ou xilitol
- 1 colher de chá de canela em pó
- 1/2 colher de chá de noz-moscada

Cobertura:

- 1 xícara de farinha de amêndoas
- 1/2 xícara de coco ralado sem açúcar
- 1/3 xícara de adoçante eritritol ou xilitol
- 1/4 xícara de manteiga derretida
- 1/2 colher de chá de canela em pó

Instruções:

1. Preaqueça o forno a 180°C e unte um refratário de 20x20cm.

2. Em uma tigela, misture as maçãs, adoçante, canela e noz-moscada. Despeje a mistura no refratário preparado.

3. Em outra tigela, misture a farinha de amêndoas, coco ralado, adoçante, manteiga derretida e canela para a cobertura. Espalhe a cobertura sobre as maçãs no refratário.

4. Asse por 30-35 minutos, até que a cobertura esteja dourada e as maçãs estejam macias. Deixe esfriar por alguns minutos antes de servir.

Dica: As maçãs são uma excelente fonte de fibras e vitaminas, enquanto a canela adiciona um toque aromático e saboroso à sobremesa.

10. Flan de baunilha low carb (8 porções)

Ingredientes:

- 2 xícaras de creme de leite

- 1 xícara de leite de amêndoas

- 1/2 xícara de adoçante eritritol ou xilitol

- 1 colher de sopa de gelatina em pó sem sabor

- 1 colher de chá de extrato de baunilha

Instruções:

1. Em uma panela média, misture o creme de leite, leite de amêndoas e adoçante. Aqueça em fogo médio, mexendo sempre, até que o adoçante esteja dissolvido.

2. Polvilhe a gelatina em pó sobre a mistura e deixe descansar por 1 minuto. Em seguida, mexa até que a gelatina esteja completamente dissolvida.

3. Retire do fogo e adicione o extrato de baunilha, misturando bem.

4. Despeje a mistura em 8 ramequins ou tigelas pequenas e leve à geladeira por pelo menos 4 horas, ou até que estejam firmes.

5. Para servir, passe uma faca fina ao redor das bordas do flan e desenforme sobre um prato. Sirva gelado.

Dica: A baunilha adiciona um sabor delicioso e aromático a este flan cremoso, enquanto o leite de amêndoas é uma alternativa mais leve ao leite tradicional.

Aproveite estas deliciosas sobremesas low carb que satisfazem o paladar e ajudam a manter uma dieta saudável. Lembre-se de que é importante consumir com moderação, mesmo quando se trata de sobremesas mais saudáveis. As porções indicadas em cada receita ajudam a garantir um equilíbrio adequado em sua dieta.

Pão:

1. Pão de linhaça com queijo e ervas

Ingredientes:

- 1 xícara de farinha de linhaça

- 1/2 xícara de queijo ralado

- 1 colher de sopa de orégano

- 1 colher de chá de alho em pó

- 3 ovos

- 1/2 xícara de água

- Sal a gosto

Modo de preparo:

1. Pré-aqueça o forno a 180°C.

2. Em um recipiente, misture a farinha de linhaça, o queijo ralado, o orégano, o alho em pó e o sal.

3. Em outro recipiente, bata os ovos e adicione a água. Misture bem.

4. Adicione os ingredientes líquidos aos secos e misture até obter uma massa homogênea.

5. Despeje a massa em uma forma de pão untada e asse por cerca de 30-40 minutos, ou até que esteja dourado e firme.

6. Sirva quente ou frio, com manteiga ou requeijão.

Rendimento: 8 porções

Nota: A linhaça é uma excelente fonte de fibras e ômega-3, além de ser rica em lignanas, compostos que podem ajudar na prevenção de câncer de mama.

2. Pão de amêndoas com alecrim

Ingredientes:

- 1 e 1/2 xícaras de farinha de amêndoas

- 1/4 xícara de azeite de oliva

- 3 ovos

- 2 colheres de sopa de alecrim fresco picado

- 1 colher de chá de bicarbonato de sódio

- Sal a gosto

Modo de preparo:

1. Pré-aqueça o forno a 180°C.

2. Em um recipiente, misture a farinha de amêndoas, o alecrim, o bicarbonato de sódio e o sal.

3. Em outro recipiente, bata os ovos e adicione o azeite de oliva. Misture bem.

4. Adicione os ingredientes líquidos aos secos e misture até obter uma massa homogênea.

5. Despeje a massa em uma forma de pão untada e asse por cerca de 30-40 minutos, ou até que esteja dourado e firme.

6. Sirva quente ou frio, com patês ou queijos.

Rendimento: 8 porções

Nota: As amêndoas são uma ótima fonte de vitamina E e antioxidantes, que podem ajudar na prevenção de doenças cardíacas e no combate ao envelhecimento precoce.

3. Pão de queijo low carb

Ingredientes:

- 1 xícara de polvilho doce

- 1 xícara de queijo ralado

- 1/2 xícara de leite

- 1/4 xícara de óleo de coco

- 2 ovos

- Sal a gosto

Modo de preparo:

1. Em um recipiente, misture o polvilho doce, o queijo ralado e o sal.

2. Em outra panela, aqueça o leite e o óleo de coco até que o óleo derreta. Retire do fogo.

3. Adicione os ovos à mistura líquida e bata bem.

4. Despeje a mistura líquida sobre a mistura seca e misture até obter uma massa homogênea.

5. Pré-aqueça o forno a 180°C e unte uma forma com óleo de coco.

6. Com a ajuda de uma colher, faça pequenas bolas de massa e coloque-as na forma.

7. Asse por cerca de 20-25 minutos, ou até que estejam dourados e firmes.

8. Sirva quente ou frio.

Rendimento: 12 porções

Nota: O polvilho doce é uma opção low carb de amido e é rico em carboidratos de fácil digestão, o que ajuda na absorção de nutrientes.

4. Pão de abobrinha com queijo cottage

Ingredientes:

- 2 xícaras de abobrinha ralada

- 1 xícara de farinha de amêndoas

- 1/2 xícara de queijo cottage

- 2 ovos

- 2 colheres de sopa de azeite de oliva

- 1 colher de chá de bicarbonato de sódio

- Sal e pimenta a gosto

Modo de preparo:

1. Pré-aqueça o forno a 180°C.

2. Em um recipiente, misture a abobrinha ralada, a farinha de amêndoas, o queijo cottage, o bicarbonato de sódio, o sal e a pimenta.

3. Em outro recipiente, bata os ovos e adicione o azeite de oliva. Misture bem.

4. Adicione os ingredientes líquidos aos secos e misture até obter uma massa homogênea.

5. Despeje a massa em uma forma de pão untada e asse por cerca de 40-50 minutos, ou até que esteja dourado e firme.

6. Sirva quente ou frio, com patês ou queijos.

Rendimento: 8 porções

Nota: A abobrinha é uma excelente fonte de vitamina C, potássio e fibras, que ajudam a regular o trânsito intestinal e a manter a saúde do coração.

5. Pão de coco low carb

Ingredientes:

- 2 xícaras de farinha de coco

- 1/2 xícara de óleo de coco

- 5 ovos

- 1 colher de sopa de fermento em pó

- 1/2 xícara de água

- Sal a gosto

Modo de preparo:

1. Pré-aqueça o forno a 180°C.

2. Em um recipiente, misture a farinha de coco, o fermento em pó e o sal.

3. Em outro recipiente, bata os ovos e adicione o óleo de coco e a água. Misture bem.

4. Adicione os ingredientes líquidos aos secos e misture até obter uma massa homogênea.

5. Despeje a massa em uma forma de pão untada e asse por cerca de 40-50 minutos, ou até que esteja dourado e firme.

6. Sirva quente ou frio, com manteiga ou geleias low carb.

Rendimento: 8 porções

Nota: A farinha de coco é rica em fibras, o que ajuda a manter a saciedade e a regular o trânsito intestinal. O óleo de coco, por sua vez, é rico em ácidos graxos de cadeia média, que podem ajudar no processo de emagrecimento.

6. Pão de castanha-do-pará com alecrim

Ingredientes:

- 1 e 1/2 xícaras de farinha de castanha-do-pará

- 3 ovos

- 2 colheres de sopa de azeite de oliva

- 2 colheres de sopa de alecrim fresco picado

- 1 colher de chá de bicarbonato de sódio

- Sal a gosto

Modo de preparo:

1. Pré-aqueça o forno a 180°C.

2. Em um recipiente, misture a farinha de castanha-do-pará, o alecrim, o bicarbonato de sódio e o sal.

3. Em outro recipiente, bata os ovos e adicione o azeite de oliva. Misture bem.

4. Adicione os ingredientes líquidos aos secos e misture até obter uma massa homogênea.

5. Despeje a massa em uma forma de pão untada e asse por cerca de 30-40 minutos, ou até que esteja dourado e firme.

6. Sirva quente ou frio, com queijos ou patês.

Rendimento: 8 porções

Nota: A castanha-do-pará é rica em selênio, um mineral que ajuda na proteção do sistema imunológico e na prevenção de doenças como o câncer.

7. Pão de sementes com chia e gergelim

Ingredientes:

- 1 xícara de farinha de amêndoas

- 1/2 xícara de semente de abóbora

- 1/2 xícara de semente de girassol

- 1/4 xícara de semente de chia

- 2 ovos

- 1/4 xícara de água

- 1 colher de sopa de azeite de oliva

- 1 colher de sopa de fermento em pó

- Sal a gosto

Modo de preparo:

1. Pré-aqueça o forno a 180°C.

2. Em um recipiente, misture a farinha de amêndoas, as sementes, o fermento em pó e o sal.

3. Em outro recipiente, bata os ovos e adicione a água e o azeite de oliva. Misture bem.

4. Adicione os ingredientes líquidos aos secos e misture até obter uma massa homogênea.

5. Despeje a massa em uma forma de pão untada e asse por cerca de 40-50 minutos, ou até que esteja dourado e firme.

6. Sirva quente ou frio, com patês ou queijos.

Rendimento: 8 porções

Nota: As sementes são ricas em nutrientes como proteínas, fibras e gorduras saudáveis, que ajudam a manter a saciedade e a saúde do coração.

8. Pão de queijo de frigideira low carb

Ingredientes:
- 1 ovo
- 1/2 xícara de queijo ralado
- 2 colheres de sopa de polvilho doce
- 1 colher de sopa de azeite de oliva
- Sal a gosto

Modo de preparo:

1. Em um recipiente, misture o ovo, o queijo ralado, o

polvilho doce e o sal.

2. Aqueça uma frigideira antiaderente e adicione o azeite de oliva.

3. Despeje a mistura na frigideira e espere até que comece a dourar.

4. Vire a massa e deixe dourar do outro lado.

5. Sirva quente, como uma opção de pão de queijo de frigideira.

Rendimento: 1 porção

Nota: O polvilho doce é uma opção low carb de amido e é rico em carboidratos de fácil digestão, o que ajuda na absorção de nutrientes.

9. Pão de mandioquinha low carb

Ingredientes:

- 2 xícaras de mandioquinha cozida e amassada

- 1 e 1/2 xícaras de farinha de amêndoas

- 3 ovos

- 1/4 xícara de óleo de coco

- 1 colher de sopa de fermento em pó

- Sal a gosto

Modo de preparo:

1. Pré-aqueça o forno a 180°C.

2. Em um recipiente, misture a mandioquinha amassada, a farinha de amêndoas, o fermento em pó e o sal.

3. Em outro recipiente, bata os ovos e adicione o óleo de coco. Misture bem.

4. Adicione os ingredientes líquidos aos secos e misture até obter uma massa homogênea.

5. Despeje a massa em uma forma de pão untada e asse por cerca de 40-50 minutos, ou até que esteja dourado e firme.

6. Sirva quente ou frio, com manteiga ou requeijão.

Rendimento: 8 porções

Nota: A mandioquinha é uma ótima fonte de carboidratos complexos e vitaminas do complexo B, que ajudam no metabolismo de energia.

## 10. Pão de aveia com sementes de girassol

Ingredientes:

- 1 e 1/2 xícaras de farinha de aveia

- 1/2 xícara de semente de girassol

- 2 ovos

- 1/4 xícara de azeite de oliva

- 1 colher de sopa de fermento em pó

- Sal a gosto

Modo de preparo:

1. Pré-aqueça o forno a 180°C.

2. Em um recipiente, misture a farinha de aveia, as sementes de girassol, o fermento em pó e o sal.

3. Em outro recipiente, bata os ovos e adicione o azeite de oliva. Misture bem.

4. Adicione os ingredientes líquidos aos secos e misture até obter uma massa homogênea.

5. Despeje a massa em uma forma de pão untada e asse por

cerca de 40-50 minutos, ou até que esteja dourado e firme.

6. Sirva quente ou frio, com patês ou queijos.

Rendimento: 8 porções

Nota: A aveia é rica em fibras solúveis, que ajudam a controlar o colesterol e a glicemia no sangue, além de ser uma boa fonte de proteínas vegetais.

Essas são apenas algumas opções de pães low carb e cetogênicos que podem ser incluídos em uma dieta com restrição de carboidratos. É importante lembrar que, mesmo sendo opções mais saudáveis, esses pães devem ser consumidos com moderação e em conjunto com uma alimentação balanceada e um estilo de vida saudável.

## 8.6. Manutenção e ajustes na dieta low carb ao longo do tempo

Manter uma alimentação não industrializada é como cultivar um jardim. É preciso semear boas sementes e cuidar da terra para colher frutos saudáveis e duradouros. Ao voltar aos velhos hábitos, você pode estar plantando sementes de doenças e limitando seu próprio crescimento.

Os ajustes na dieta ao longo da vida são como a afinação de um piano. A cada mudança na vida, seja ela positiva ou negativa, é importante ajustar as notas para manter a harmonia. À medida que avançamos na idade, nossas necessidades nutricionais mudam, e é importante ajustar a dieta para manter a saúde e o bem-estar.

O ganho ou perda de peso pode ser comparado ao ajuste do rádio para sintonizar a estação certa. É preciso encontrar o equilíbrio certo para manter o corpo funcionando corretamente e evitar interferências que possam atrapalhar a saúde. Os ajustes na dieta podem ajudar a encontrar a sintonia certa.

Mudanças na massa muscular são como ajustar as velas de um barco em pleno mar. É preciso estar preparado para as mudanças de vento e ajustar as velas de acordo para continuar navegando em direção ao seu objetivo. Da mesma forma, ajustes na dieta podem ajudar a manter o rumo para a saúde e o bem-estar.

Enfim, é importante entender que a vida é cheia de mudanças e ajustes, e a dieta não é diferente. A dieta cetogênica e outras dietas low carb podem ser uma ótima base para uma alimentação saudável e equilibrada, mas é preciso estar preparado para ajustá-la ao longo da vida. Com o ajuste certo, você pode manter a saúde e o bem-estar em dia e continuar a colher os frutos de uma alimentação saudável.

# 9. MOVIMENTANDO-SE COM PROPÓSITO: ROTINA SIMPLES DE EXERCÍCIOS E ATIVIDADES COTIDIANAS

## 9.1. A importância da atividade física para a saúde e o bem-estar

A atividade física desempenha um papel crucial na manutenção da saúde e do bem-estar. O corpo humano é projetado para se mover e, quando negamos esse movimento, aumentamos o risco de desenvolver doenças crônicas, como obesidade, doenças cardíacas e diabetes tipo 2.

Um estudo publicado no "The Lancet" (2016) revelou que a inatividade física é responsável por aproximadamente 5,3 milhões de mortes por ano em todo o mundo. Por outro lado, a prática regular de exercícios físicos tem inúmeros benefícios, como a redução do risco de doenças crônicas, melhora da saúde mental e do sono, aumento da disposição e fortalecimento do sistema imunológico.

Considere a história de João, um homem de meia-idade que sofria de hipertensão e pré-diabetes. Após adotar uma dieta low carb e cetogênica, ele notou melhorias significativas em sua saúde. No entanto, foi a adição de exercícios físicos regulares à sua rotina que trouxe resultados ainda mais impressionantes, como a redução da pressão arterial e a normalização dos níveis de açúcar no sangue.

Como um carro que precisa de combustível e manutenção adequada para funcionar corretamente, nosso corpo precisa de movimento e nutrição para prosperar. Pense na atividade física como uma "lubrificação" para nossas articulações e músculos, que nos permite manter nossa mobilidade e flexibilidade.

A American Heart Association (AHA) recomenda que os adultos pratiquem pelo menos 150 minutos de atividade aeróbica moderada ou 75 minutos de atividade aeróbica intensa por semana, além de treinamento de força pelo menos duas vezes por semana.

Ao combinar a dieta low carb e cetogênica com exercícios físicos regulares, você estará investindo em seu corpo e sua mente, construindo alicerces sólidos para uma vida mais saudável e feliz. Lembre-se de que cada passo, por menor que seja, conta no caminho para um bem-estar duradouro.

## 9.2. Encontrando a motivação
## para se exercitar regularmente

A motivação é um ingrediente fundamental para manter uma rotina de exercícios físicos regular. Muitas vezes, é a diferença entre uma vida sedentária e um estilo de vida ativo e saudável. Para encontrar a motivação para se exercitar, é essencial identificar suas razões pessoais e estabelecer metas realistas.

Pense no caso de Maria, uma mãe ocupada que desejava perder peso e ganhar energia para acompanhar seus filhos. Ao invés de se concentrar apenas no número na balança, ela decidiu se exercitar para se sentir melhor e ter uma vida mais saudável. Essa mudança de perspectiva fez com que sua motivação para a atividade física aumentasse significativamente.

É importante compreender que a motivação é como uma chama: precisa ser alimentada constantemente para continuar acesa. Algumas estratégias para manter-se motivado incluem:

1. Estabelecer metas realistas e mensuráveis: Tenha em mente seus objetivos e desafie-se de forma progressiva, mas sempre dentro dos limites do seu corpo.

2. Encontrar um parceiro de exercícios: A companhia de alguém que compartilha dos mesmos objetivos pode tornar a atividade física mais prazerosa e motivadora.

3. Diversificar suas atividades: Experimente diferentes tipos de exercícios para evitar a monotonia e manter-se engajado.

4. Estabelecer uma rotina: Faça do exercício uma parte regular da sua rotina, de modo que se torne um hábito natural.

5. Celebrar pequenas conquistas: Reconheça e comemore cada pequeno progresso, pois isso reforça a motivação para continuar.

6. Focar nos benefícios para a saúde: Lembre-se de que a atividade física não é apenas para emagrecer, mas também para melhorar sua saúde física e mental.

Um estudo publicado no "Journal of Behavioral Medicine" (2018) mostrou que pessoas que encontram motivação intrínseca - ou seja, movidas por razões pessoais e não por recompensas externas - são mais propensas a se exercitar regularmente.

Portanto, ao identificar suas razões pessoais e abraçar a mudança, você estará no caminho certo para estabelecer uma rotina de exercícios regular e colher os benefícios da atividade física em conjunto com uma dieta low carb e cetogênica. Lembre-se, a motivação é a chama que alimenta sua jornada rumo a uma vida mais saudável e feliz.

## 9.3. Como escolher a atividade física ideal para você

Encontrar a atividade física perfeita é como resolver um enigma que revela o segredo para uma vida mais saudável e feliz. Para descobrir qual exercício melhor se adapta às suas necessidades, é importante levar em consideração suas preferências pessoais, habilidades e metas. Aqui estão algumas dicas para ajudá-lo nessa jornada:

1. Faça uma autoavaliação: Antes de começar uma nova atividade, reflita sobre seus interesses e habilidades. Pergunte-se se você prefere atividades ao ar livre ou em ambientes fechados, exercícios em grupo ou individuais. Ao responder a essas perguntas, você estará mais próximo de encontrar o exercício ideal.

2. Experimente diferentes atividades: Assim como a diversidade é a chave para uma dieta saudável, experimentar várias atividades físicas pode ajudá-lo a encontrar aquela que você realmente ama e se sente motivado a praticar regularmente.

3. Considere o impacto no seu corpo: Algumas atividades são mais adequadas para pessoas com problemas nas articulações ou outras limitações físicas. Por exemplo, a natação é uma excelente opção para aqueles com dores nas articulações, enquanto o yoga pode ser benéfico para quem procura melhorar a flexibilidade e reduzir o estresse.

4. Busque equilíbrio: Tente incluir uma combinação de exercícios aeróbicos, de força e de flexibilidade em sua rotina para obter uma abordagem equilibrada e completa à atividade física.

Estudos, como o publicado no "International Journal of Behavioral Nutrition and Physical Activity" (2011), mostram que a adesão ao exercício é maior quando a atividade é agradável e compatível com as preferências e habilidades do indivíduo.

Pense na escolha de uma atividade física como encontrar

a peça que faltava no quebra-cabeça da sua saúde e bem-estar. Ao combinar a atividade certa com a abordagem nutricional low carb e cetogênica, você estará pavimentando o caminho para desfrutar dos benefícios de uma vida mais saudável e vibrante.

## 9.4. Exercícios simples e eficazes para incluir na rotina

Integrar exercícios simples e eficazes em sua rotina diária é como colocar as peças finais do quebra-cabeça em sua jornada para uma vida saudável. Vamos explorar algumas atividades que você pode adicionar facilmente à sua rotina, independentemente do seu nível de habilidade ou experiência.

1. Caminhada: A caminhada é um exercício simples, mas eficaz, que pode ser adaptado a qualquer nível de condicionamento físico. Além de ser uma atividade de baixo impacto, estudos, como o publicado no "American Journal of Preventive Medicine" (2016), mostram que a caminhada está associada a uma redução no risco de doenças cardiovasculares e melhora do bem-estar mental.

2. Treino intervalado de alta intensidade (HIIT): O HIIT é uma forma eficiente e rápida de exercício, combinando períodos de atividade intensa com períodos de recuperação. Estudos, como o publicado no "Journal of Sports Sciences" (2018), demonstram que o HIIT pode melhorar a aptidão cardiovascular e a composição corporal, além de auxiliar na perda de peso.

3. Yoga: A prática do yoga promove a conexão entre corpo e mente, ajudando a reduzir o estresse e melhorar a flexibilidade. Um estudo publicado no "International Journal of Yoga" (2016)

mostrou que a prática regular do yoga pode melhorar a qualidade de vida e a saúde mental.

4. Treinamento de força: O treinamento de força, como levantamento de peso e exercícios com o peso do próprio corpo, é fundamental para manter a saúde óssea e muscular, principalmente ao envelhecer. Um estudo publicado no "Journal of Applied Physiology" (2016) constatou que o treinamento de força pode melhorar a função metabólica e a composição corporal.

5. Exercícios de flexibilidade e mobilidade: Estes exercícios, como alongamento e movimentos articulares, são importantes para manter a amplitude de movimento e prevenir lesões. Um estudo publicado no "Journal of Aging and Physical Activity" (2016) destacou que exercícios de flexibilidade e mobilidade podem melhorar a qualidade de vida e reduzir o risco de quedas em adultos mais velhos.

Imagine cada um desses exercícios como uma peça-chave que complementa seu estilo de vida low carb e cetogênico. Ao incorporar atividades físicas simples e eficazes à sua rotina, você estará dando mais um passo em direção a uma vida saudável e vibrante.

## 9.5. A importância do alongamento e da flexibilidade

Pense na flexibilidade como a argila que molda a escultura do seu corpo em sua jornada low carb e cetogênica. Dedicar-se ao alongamento e à flexibilidade permite que seu corpo seja maleável, resiliente e menos propenso a lesões. Além disso, o alongamento pode aliviar o estresse e melhorar o bem-estar mental.

Um estudo publicado no "Journal of Physiotherapy" (2018) ressalta que o alongamento regular pode melhorar a flexibilidade e diminuir a dor muscular. Outro estudo, publicado no "Journal of Sports Medicine and Physical Fitness" (2017), demonstra que a prática de alongamento também pode aumentar a amplitude de movimento das articulações.

Incluir o alongamento em sua rotina pode ser tão simples como incorporar exercícios de flexibilidade durante o dia. Aqui estão algumas dicas para incorporar o alongamento em sua vida diária:

1. Comece o dia com alongamento: Logo pela manhã, dedique alguns minutos para esticar os músculos e articulações. Isso ajudará a despertar o corpo e prepará-lo para o dia.

2. Alongue-se durante o trabalho: Se você trabalha sentado, faça pausas regulares para alongar as pernas, costas e pescoço. Isso ajudará a prevenir a tensão muscular e melhorar a postura.

3. Alongue-se após o exercício: Após a atividade física, dedique tempo para alongar os músculos que foram trabalhados. Isso ajudará na recuperação e na prevenção de lesões.

4. Pratique yoga ou pilates: Essas modalidades combinam movimentos de alongamento com exercícios de força e equilíbrio, promovendo a flexibilidade e a saúde geral do corpo.

5. Experimente a massagem e a liberação miofascial:

Técnicas de massagem e liberação miofascial, como o uso de rolos de espuma, podem ajudar a liberar a tensão muscular e melhorar a flexibilidade.

Assim como uma escultura de argila, seu corpo precisa ser maleável e flexível para resistir ao desgaste do tempo. Ao se dedicar ao alongamento e à flexibilidade, você fortalece a base para uma vida saudável e ativa em harmonia com sua dieta low carb e cetogênica.

## 9.6. Pequenas escolhas no dia a dia para aumentar a atividade física

Imagine o seu dia a dia como uma colcha de retalhos, onde cada pedaço representa uma escolha que você faz. Pequenas mudanças podem transformar essa colcha em um mosaico vibrante de atividades físicas que se encaixam perfeitamente com sua dieta low carb e cetogênica.

A ciência comprova que pequenas mudanças na rotina podem fazer uma grande diferença. Um estudo do "International Journal of Behavioral Nutrition and Physical Activity" (2016) mostrou que incorporar atividades de curta duração durante o dia pode melhorar a saúde cardiovascular e a composição corporal.

Aqui estão algumas dicas para aumentar a atividade física no seu dia a dia:

1. Suba escadas: Troque o elevador pelas escadas sempre que possível. Essa simples mudança pode aumentar a resistência cardiovascular e fortalecer os músculos das pernas.

2. Estacione longe: Ao estacionar um pouco mais distante do seu destino, você aumenta o tempo gasto caminhando, o que ajuda a melhorar a saúde cardiovascular e a queimar calorias.

3. Caminhe ou ande de bicicleta: Opte por caminhar ou andar de bicicleta sempre que possível, em vez de usar o carro ou transporte público. Isso pode ajudar a reduzir o risco de doenças cardiovasculares e melhorar a saúde mental.

4. Faça pausas ativas: Durante o trabalho, faça pausas regulares para se alongar, caminhar ou realizar atividades leves, como agachamentos e polichinelos. Isso pode ajudar a manter a energia e a concentração ao longo do dia.

5. Participe de atividades recreativas: Junte-se a grupos locais de caminhada, corrida, dança ou outras atividades que você goste. Isso permitirá que você se exercite de maneira divertida e social.

6. Integre atividades físicas às tarefas domésticas: Aproveite as tarefas domésticas, como jardinagem, lavar o carro ou passear com o cachorro, para se movimentar mais.

Ao tecer essas pequenas escolhas no seu dia a dia, você construirá um estilo de vida mais ativo e saudável. Como resultado, essa colcha de retalhos se tornará um símbolo de bem-estar que complementa a sua dieta low carb e cetogênica, melhorando sua saúde e qualidade de vida.

## 9.7. Monitorando o progresso e ajustando as metas

Navegar pelo oceano da atividade física e da dieta low carb e cetogênica é como ser um capitão em uma jornada de autodescoberta. Para garantir que seu navio permaneça no rumo certo, é essencial monitorar seu progresso e ajustar suas metas conforme necessário.

Acompanhar o progresso e ajustar metas é fundamental para o sucesso a longo prazo. Um estudo do "Journal of Medical Internet Research" (2016) demonstrou que o monitoramento regular dos comportamentos e resultados de saúde pode aumentar a probabilidade de alcançar objetivos e melhorar a saúde geral.

Aqui estão algumas estratégias para monitorar seu progresso e ajustar suas metas:

1. Registre suas atividades: Mantenha um diário de atividades físicas, anotando a duração, intensidade e tipo de exercício realizado. Isso ajudará a identificar tendências e padrões em seu desempenho, além de fornecer motivação para continuar se esforçando.

2. Use aplicativos e dispositivos: Aproveite a tecnologia para monitorar seu progresso, como aplicativos de fitness ou dispositivos vestíveis. Eles podem fornecer informações valiosas sobre seu desempenho e ajudá-lo a estabelecer metas realistas e alcançáveis.

3. Monitore seus biomarcadores: Acompanhe métricas de saúde, como pressão arterial, níveis de glicose no sangue e composição corporal. Isso permitirá que você veja como sua dieta e atividade física estão afetando sua saúde e ajuste suas metas conforme necessário.

4. Celebre suas conquistas: Reconheça e comemore suas realizações ao longo do caminho. Isso pode aumentar sua autoconfiança e motivação para continuar perseguindo seus objetivos.

5. Reavalie e ajuste suas metas: Faça avaliações periódicas de suas metas e ajuste-as conforme necessário. Isso garantirá que você continue progredindo e evitando estagnação.

Navegar pelas águas turbulentas da atividade física e da dieta low carb e cetogênica pode ser um desafio, mas monitorar seu progresso e ajustar suas metas garantirá que você continue no rumo certo. Lembre-se de que você é o capitão do seu navio, e com determinação e adaptabilidade, você encontrará sucesso em sua jornada rumo a um estilo de vida mais saudável.

## 9.8. A relação entre atividade física e alimentação consciente

Em nossa jornada rumo a um estilo de vida saudável e sustentável, a atividade física e a alimentação consciente são dois pilares que sustentam o equilíbrio perfeito. Como o yin e o yang, esses elementos se complementam e se reforçam mutuamente, trabalhando juntos para garantir uma vida plena e vibrante.

Diversos estudos científicos ressaltam a importância da relação entre atividade física e alimentação consciente. Um estudo publicado no "Journal of Nutrition Education and Behavior" (2018) mostrou que a combinação de exercícios físicos e alimentação consciente resulta em melhores resultados de perda de peso e melhoria da saúde em geral.

Aqui estão algumas maneiras pelas quais a atividade física e a alimentação consciente se conectam:

1. Energia e desempenho: A alimentação consciente, especialmente quando baseada em uma dieta low carb e cetogênica, fornece a energia e os nutrientes necessários para um ótimo desempenho durante os exercícios. Por sua vez, a atividade física ajuda a regular o apetite e a controlar a ingestão calórica.

2. Estresse e bem-estar emocional: A prática regular de exercícios físicos pode ajudar a reduzir o estresse e a ansiedade, o que, por sua vez, pode melhorar a relação com a comida e prevenir a alimentação emocional. A alimentação consciente também ajuda a desenvolver a consciência sobre as necessidades do corpo e a responder a elas de maneira adequada.

3. Sensação de saciedade: A atividade física e a alimentação consciente trabalham juntas para ajudá-lo a identificar a sensação de saciedade e evitar o consumo excessivo de alimentos. Alimentos ricos em proteínas, gorduras saudáveis e fibras, como os encontrados em uma dieta low carb e cetogênica, promovem a saciedade e ajudam a controlar a fome.

4. Metabolismo e composição corporal: O exercício físico regular, combinado com uma alimentação consciente, pode melhorar o metabolismo e a composição corporal, ajudando a alcançar um peso saudável e a manter a massa muscular magra.

Imagine sua jornada como uma dança harmoniosa entre atividade física e alimentação consciente, onde cada passo é guiado por seu próprio ritmo e estilo. Ao combinar esses elementos-chave, você encontrará um caminho equilibrado e sustentável rumo a um estilo de vida saudável e vibrante.

169

# 10. PEQUENAS ESCOLHAS, GRANDES RESULTADOS: TRANSFORMANDO HÁBITOS E ESTILO DE VIDA

## 10.1. A importância das pequenas mudanças no cotidiano

Em nossa busca por uma vida saudável e equilibrada, muitas vezes nos esquecemos de que pequenas mudanças podem fazer uma grande diferença. Assim como as gotas de água lentamente preenchem um balde, as pequenas escolhas que fazemos todos os dias podem levar a resultados impressionantes ao longo do tempo.

Estudos científicos apoiam a ideia de que mudanças graduais e sustentáveis no estilo de vida são mais eficazes do que mudanças radicais e de curto prazo. Por exemplo, um estudo publicado no "American Journal of Preventive Medicine" (2008) constatou que pequenas mudanças no comportamento e na dieta são mais eficazes na manutenção da perda de peso a longo prazo.

Aqui estão algumas maneiras pelas quais pequenas escolhas podem levar a grandes resultados:

1. Consistência: Como diz o ditado, "a prática leva à perfeição". A consistência é fundamental para criar hábitos saudáveis e duradouros. Ao fazer pequenas mudanças no seu dia a dia, você estará construindo uma base sólida para um estilo de vida saudável.

2. Adaptação: Pequenas mudanças permitem que você se adapte gradualmente ao seu novo estilo de vida, tornando a transição mais fácil e sustentável. Isso é especialmente importante ao adotar uma dieta low carb ou cetogênica, pois seu corpo precisa de tempo para se ajustar à nova forma de obter energia.

3. Motivação: Quando você começa a ver os resultados de suas pequenas escolhas, isso serve como uma fonte de motivação para continuar no caminho certo. A cada pequena vitória, você se sentirá mais confiante e capaz de enfrentar desafios maiores.

4. Mudança de mentalidade: Pequenas escolhas podem ajudar a transformar sua mentalidade, passando de uma perspectiva de restrição e privação para uma de abundância e bem-estar. Ao focar no que você pode adicionar à sua vida, em vez do que precisa eliminar, você estará mais propenso a adotar uma abordagem positiva e sustentável para a saúde.

Um exemplo inspirador é o caso de John, um homem de meia-idade que decidiu adotar uma dieta low carb e começar a caminhar diariamente. Com o tempo, ele perdeu mais de 20 kg e melhorou significativamente sua saúde. Essas pequenas mudanças não só transformaram seu corpo, mas também sua vida, aumentando sua autoestima e bem-estar geral.

Lembre-se de que a jornada para uma vida saudável e equilibrada é como uma escada: cada degrau representa uma pequena escolha que nos aproxima do nosso objetivo. Ao subir essa escada, passo a passo, você descobrirá que as pequenas escolhas de hoje se tornam grandes resultados amanhã.

## 10.2. Identificando e substituindo hábitos prejudiciais

Imagine a vida como uma tapeçaria complexa, tecida com fios de escolhas e hábitos. Alguns desses fios podem ser prejudiciais à nossa saúde e bem-estar, mas ao identificar e substituir esses hábitos em várias áreas de nossas vidas, podemos criar uma transformação duradoura e significativa.

Pense na sua dieta como os alicerces de uma casa. Se os alicerces forem fracos e feitos de materiais de baixa qualidade, a casa não se manterá firme por muito tempo. Fazer escolhas alimentares saudáveis é como construir uma casa sólida com materiais de qualidade. Substitua alimentos processados e ricos em carboidratos por opções mais nutritivas, como proteínas magras, gorduras saudáveis e vegetais.

Manter-se ativo é como lubrificar as engrenagens de uma

máquina. Sem movimento adequado, a máquina pode enferrujar e se desgastar rapidamente. Encontre atividades que você goste e as incorpore à sua rotina, seja caminhar, correr, nadar, andar de bicicleta ou praticar yoga.

Um bom sono é como recarregar a bateria do nosso corpo. Se não descansarmos o suficiente, nosso desempenho diário sofrerá. Estabeleça uma rotina noturna relaxante e reserve tempo suficiente para dormir, permitindo que seu corpo e mente se recuperem.

Nossa saúde mental é como um jardim que precisa ser cuidado e cultivado. Pratique a atenção plena, meditação, ou outras atividades que ajudem a reduzir o estresse e a ansiedade. Cultive pensamentos positivos e nutra sua mente com experiências enriquecedoras.

As escolhas que fazemos ao longo do dia, como evitar fast food e optar por refeições caseiras, podem ter um impacto profundo em nossa saúde. Planeje suas refeições com antecedência e faça escolhas conscientes que reflitam seus objetivos de saúde.

Nossos relacionamentos são como uma teia que nos conecta uns aos outros. Construa uma rede de apoio com amigos e familiares que compartilhem seus valores e objetivos de saúde. Participar de atividades sociais e exercícios em grupo também pode ajudar a fortalecer sua motivação e compromisso.

O ambiente em que vivemos é como o solo no qual plantamos nossas sementes. Se o solo for pobre, nossas plantas não prosperarão. Organize seu espaço de vida e trabalho para incentivar hábitos saudáveis, como preparar refeições nutritivas e ter espaço para se exercitar.

Considere o exemplo de João, que decidiu transformar sua vida adotando hábitos saudáveis. Ele começou a cozinhar suas próprias refeições, praticar exercícios regularmente, dormir o suficiente, cuidar de sua saúde mental, tomar decisões conscientes, fortalecer suas conexões sociais e criar um ambiente propício ao bem-estar. Com o tempo, essas pequenas mudanças produziram resultados incríveis na vida de João, provando que pequenas escolhas podem levar a grandes mudanças.

## 10.3. Avaliando peso, massa muscular e massa gorda: Como calcular e entender as diferenças

Ao longo de nossa jornada para melhorar a saúde e o bem-estar, muitas vezes nos concentramos apenas no peso e nos esquecemos de que a composição corporal é um aspecto muito mais importante a ser considerado. A composição corporal refere-se à quantidade de músculos, gordura e outros tecidos que compõem nosso corpo. Uma maneira simples de entender isso é dividindo o corpo em massa muscular e massa gorda.

Uma mulher chamada Ana, por exemplo, pode pesar 70 kg, mas ter um percentual de gordura corporal de 25%, o que é considerado saudável para mulheres. Se ela se concentrar apenas no peso, pode se sentir desencorajada e pressionada a perder mais, mesmo que já esteja em uma faixa saudável. Ao avaliar a composição corporal, Ana pode ver que está no caminho certo e continuar a fazer escolhas saudáveis com confiança em direção a um estilo de vida mais equilibrado.

Para calcular a percentagem de massa gorda em casa, você pode usar uma fita métrica e medir as circunferências de algumas partes do corpo, como pescoço, cintura e quadril. Existem várias equações para estimar a percentagem de gordura corporal com base nessas medições. Uma fórmula comum é a de Deurenberg, que leva em conta o sexo, idade, peso e altura. A fórmula de Deurenberg é a seguinte:

Para homens:

Percentual de gordura corporal = $(1,2 \times IMC) + (0,23 \times idade) - 16,2$

Para mulheres:

Percentual de gordura corporal = $(1,2 \times IMC) + (0,23 \times idade) - 5,4$

Onde o IMC (Índice de Massa Corporal) é calculado como: peso (kg) / altura (m)$^2$.

Você pode encontrar várias calculadoras online que facilitam a aplicação dessa fórmula ou baixar aplicativos como o "MyFitnessPal", que além de calcular a percentagem de gordura corporal, também ajuda a monitorar a ingestão de calorias e macronutrientes.

Os valores de referência para a percentagem de gordura variam de acordo com o sexo e a idade. Para homens, geralmente são classificados da seguinte forma:

- Abaixo do peso: menos de 6%

- Saudável: 6-24%

- Sobrepeso: 25-31%

- Obeso 1: 32-38%

- Obeso 2: acima de 39%

Para mulheres, os valores são:
- Abaixo do peso: menos de 16%
- Saudável: 16-30%
- Sobrepeso: 31-36%
- Obeso 1: 37-42%
- Obeso 2: acima de 43%

Lembrando que esses valores podem variar de acordo com a fonte consultada e que o ideal é procurar a orientação de um profissional de saúde para uma avaliação mais precisa.

Em resumo, é crucial olhar além do peso e considerar a composição corporal como um todo para avaliar nossa saúde e progresso. Ao fazer isso, podemos ajustar nossas estratégias e hábitos para atingir nossos objetivos de maneira mais eficiente e sustentável. Navegar neste oceano de informações sobre saúde e bem-estar pode ser intimidante, mas ao entender a importância da composição corporal e como calculá-la, você ganha mais clareza sobre seu progresso e pode fazer escolhas mais informadas. Seja monitorando sua dieta, estabelecendo metas de exercícios ou ajustando seu estilo de vida, a avaliação da composição corporal pode ser uma bússola valiosa em sua jornada para uma vida mais saudável.

Ao abordar questões como alimentação, exercícios, sono, saúde mental, escolhas do dia a dia, vida social e ambiente, podemos desenvolver um estilo de vida mais equilibrado e sustentável. Ao longo do tempo, essas pequenas mudanças podem se somar e nos levar a resultados impressionantes.

Agora que você tem um entendimento mais profundo da

composição corporal e como avaliá-la, é hora de aplicar esse conhecimento ao seu próprio estilo de vida. Lembre-se de que cada corpo é único e que a saúde e o bem-estar são uma jornada pessoal. Mantenha-se informado, busque apoio quando necessário e faça escolhas conscientes, ajustando-as conforme necessário para alcançar seus objetivos.

Com paciência e persistência, você descobrirá que pequenas escolhas podem levar a grandes resultados, transformando seus hábitos e, em última análise, sua vida. E ao adotar um estilo de vida low carb/cetogênico, você estará contribuindo para uma vida mais saudável e equilibrada, não apenas no que diz respeito à alimentação, mas em todos os aspectos mencionados.

## 10.4. Celebrando conquistas e aprendendo com os desafios

Em nossa busca por um estilo de vida saudável e equilibrado, é crucial aprender a celebrar nossas conquistas e tirar lições dos desafios que enfrentamos. Cada passo em nossa jornada é uma oportunidade de crescimento e autoconhecimento, permitindo-nos refinar nossas escolhas e abordagens.

Imagine sua jornada como um rio, fluindo em direção ao oceano da saúde e bem-estar. As conquistas são como pedras que ajudam a construir uma ponte, facilitando a travessia de um lado para o outro. É essencial reconhecer e celebrar essas pedras, pois elas reforçam nosso progresso e fortalecem nossa determinação. Ao mesmo tempo, devemos estar cientes dos obstáculos e correntes turbulentas que encontramos ao longo do caminho.

Um estudo publicado no Journal of Behavioral Medicine (1) destaca a importância de estabelecer metas, celebrar conquistas e aprender com os desafios para manter a motivação e a adesão a mudanças no estilo de vida. O estudo enfatiza que reconhecer e valorizar nossas realizações, por menores que sejam, pode ter um impacto significativo na satisfação e no bem-estar geral.

É importante lembrar que nossa jornada não é uma corrida; cada pessoa avança no próprio ritmo. Não se compare aos outros, mas sim aos seus próprios padrões e progresso. Um exemplo inspirador vem de João (2), que adotou uma abordagem low carb/cetogênica e transformou sua vida. Ele não só perdeu peso, mas também melhorou sua saúde, autoestima e bem-estar geral. João celebra suas conquistas, reconhecendo-as como incentivo para continuar evoluindo e enfrentando os desafios que surgem.

Ao adotar a mentalidade de aprender com nossos erros e desafios, fortalecemos nossa resiliência e nos preparamos para enfrentar futuras adversidades. Nossa jornada de saúde e bem-estar é um caminho sinuoso e cheio de altos e baixos, mas ao celebrar nossas conquistas e aprender com os desafios, podemos continuar avançando em direção aos nossos objetivos.

Lembre-se de que a adoção de um estilo de vida low carb/cetogênico é apenas um aspecto de uma abordagem holística para a saúde e o bem-estar. Ao celebrar nossas conquistas, aprender com os desafios e cultivar hábitos saudáveis em todas as áreas de nossas vidas, podemos alcançar resultados duradouros e transformadores.

Referências:

1. Baldwin, A. S., Baldwin, S. A., Loehr, V. G., Kangas, J. L., & Frierson, G. M. (2013). Elucidating satisfaction with goal progress and satisfaction with life: An investigation of judgment processes. Journal of Behavioral Medicine, 36(1), 1-9.

2. História de sucesso do João. (2021). Comunidade Low Carb & Cetogênica. [Fórum online].

# 11. A ARTE DA PERSONALIZAÇÃO: CONSTRUINDO SEU PRÓPRIO ESTILO ALIMENTAR

## 11.1. Entendendo as necessidades e preferências individuais

Assim como cada pessoa é única em sua aparência e personalidade, também o são suas necessidades e preferências alimentares. A arte da personalização envolve descobrir o que funciona melhor para você, levando em consideração seu corpo, mente e estilo de vida. Imagine-se como um escultor, moldando sua dieta ideal a partir de um bloco de mármore – é um processo criativo, empolgante e altamente individualizado.

Uma das principais razões pelas quais as dietas falham é porque elas adotam uma abordagem "tamanho único" que não leva em conta as diferenças individuais (1). Em vez disso, devemos aprender a personalizar nosso estilo alimentar, considerando fatores como idade, sexo, genética, estilo de vida e metas de saúde. Compreender nossas necessidades e preferências individuais nos ajuda a criar um plano alimentar sustentável e eficaz, adaptado às nossas necessidades específicas.

Um estudo publicado no American Journal of Clinical Nutrition (2) mostrou que a personalização da dieta com base no perfil genético de um indivíduo pode levar a melhores resultados em termos de perda de peso e manutenção da saúde. Essa abordagem personalizada permite que cada pessoa encontre o equilíbrio certo de macronutrientes e micronutrientes para atender às suas necessidades e preferências.

Ao adotar uma dieta low carb ou cetogênica, é importante levar em conta suas preferências alimentares e necessidades nutricionais. A história de Maria (3) ilustra a importância dessa personalização. Ela começou sua jornada com uma abordagem low carb, mas percebeu que precisava ajustar seu consumo de carboidratos e proteínas para encontrar o equilíbrio certo para seu corpo. Com o tempo, Maria ajustou sua dieta para refletir melhor suas necessidades e preferências, resultando em perda de peso sustentada e melhoria na saúde geral.

Em suma, é fundamental abordar a nutrição de forma personalizada, considerando as necessidades e preferências individuais. Ao fazer isso, podemos criar um plano alimentar que seja sustentável, eficaz e prazeroso, levando a uma vida mais saudável e equilibrada.

Referências:

1. Dansinger, M. L., Gleason, J. A., Griffith, J. L., Selker, H. P., & Schaefer, E. J. (2005). Comparison of the Atkins, Ornish,

Weight Watchers, and Zone diets for weight loss and heart disease risk reduction: a randomized trial. Jama, 293(1), 43-53.

2. Gardner, C. D., Trepanowski, J. F., Del Gobbo, L. C., Hauser, M. E., Rigdon, J., Ioannidis, J. P., ... & King, A. C. (2018). Effect of low-fat vs low-carbohydrate diet on 12-month weight loss in overweight adults and the association with genotype pattern or insulin secretion: the DIETFITS randomized clinical trial. JAMA, 319(7), 667-679.

3. História de sucesso da Maria. (2021). Comunidade Low Carb & Cetogênica. [Fórum online].

## 11.2. A importância da experimentação e adaptação

A jornada para criar um estilo alimentar personalizado é semelhante a uma caminhada por uma floresta desconhecida. É necessário explorar e experimentar diferentes caminhos antes de encontrar aquele que melhor se adapta às nossas necessidades e preferências. A experimentação e a adaptação são cruciais para garantir que nosso plano alimentar seja eficaz, sustentável e prazeroso.

A ciência nos mostra que a adaptação é a chave para o sucesso na adoção de um estilo de vida saudável. Um estudo publicado no International Journal of Behavioral Nutrition and Physical Activity (1) revelou que a capacidade de adaptar e ajustar comportamentos alimentares e de exercício é essencial para alcançar e manter a perda de peso a longo prazo.

Por exemplo, quando adotamos uma abordagem low carb ou cetogênica, podemos começar com uma proporção específica de macronutrientes, como 70% de gorduras, 25% de proteínas e 5% de carboidratos. No entanto, à medida que nosso corpo se adapta e nossas necessidades mudam, podemos ajustar essa proporção para encontrar o equilíbrio ideal que nos permita atingir nossos objetivos e desfrutar de nossas refeições.

A história de João (2) ilustra a importância da experimentação e adaptação. Quando começou sua jornada low carb, João seguiu rigorosamente um plano alimentar específico. No entanto, ele logo percebeu que era necessário ajustar suas escolhas alimentares e proporções de macronutrientes para atender às suas necessidades e preferências individuais. Ao experimentar e adaptar sua dieta, João foi capaz de alcançar seus objetivos de saúde e manter sua motivação a longo prazo.

Portanto, é fundamental abraçar a experimentação e a adaptação ao construir nosso estilo alimentar personalizado. Ao fazer isso, podemos garantir que nosso plano alimentar seja eficaz, sustentável e, acima de tudo, prazeroso.

Referências:

1. Teixeira, P. J., Carraça, E. V., Marques, M. M., Rutter, H., Oppert, J. M., De Bourdeaudhuij, I., ... & Brug, J. (2015). Successful behavior change in obesity interventions in adults: a systematic review of self-regulation mediators. BMC medicine, 13(1), 84.

2. História de sucesso do João. (2021). Comunidade Low Carb & Cetogênica. [Fórum online].

## 11.3. O papel das intolerâncias e alergias alimentares na personalização da dieta

Imagine que nosso corpo é um delicado ecossistema, onde cada componente desempenha um papel crucial. Como um jardim que requer atenção e cuidados específicos, nossa dieta deve ser adaptada às nossas necessidades individuais. Intolerâncias e alergias alimentares são peças desse quebra-cabeça que precisamos levar em consideração ao personalizar nossa dieta.

Estima-se que cerca de 32 milhões de americanos tenham alergias alimentares (1). Alergias alimentares, como alergia ao trigo, nozes e laticínios, podem ser fatais e exigem a completa eliminação do alérgeno da dieta. As intolerâncias alimentares, como a intolerância à lactose, são menos graves, mas ainda podem causar desconforto gastrointestinal e outros sintomas quando os alimentos problemáticos são consumidos.

Um estudo publicado no American Journal of Clinical Nutrition (2) mostrou que a eliminação de alimentos problemáticos pode melhorar significativamente a qualidade de vida e os sintomas em pessoas com intolerâncias alimentares. Por exemplo, em uma dieta low carb ou cetogênica, podemos precisar substituir os laticínios por alternativas sem lactose ou optar por fontes de gordura e proteína que não contenham nozes.

Ana (3), uma adepta do estilo de vida cetogênico, descobriu que tinha uma intolerância ao glúten. Ao ajustar sua dieta para eliminar completamente o glúten e incluir mais alimentos ricos em nutrientes e pobres em carboidratos, ela não apenas aliviou seus sintomas, mas também experimentou uma maior clareza mental e perda de peso.

Portanto, é fundamental considerar intolerâncias e alergias alimentares ao personalizar nossa dieta. Ao fazer isso, podemos criar um plano alimentar que atenda às nossas necessidades individuais e nos ajude a prosperar em nossa jornada rumo à saúde e ao bem-estar.

Referências:

1. Gupta, R. S., Warren, C. M., Smith, B. M., Blumenstock, J. A., Jiang, J., Davis, M. M., & Nadeau, K. C. (2019). The public health impact of parent-reported childhood food allergies in the United States. Pediatrics, 144(6), e20191223.

2. Skodje, G. I., Sarna, V. K., Minelle, I. H., Rolfsen, K. L., Muir, J. G., Gibson, P. R., ... & Lundin, K. E. A. (2017). Fructan, rather than gluten, induces symptoms in patients with self-reported non-celiac gluten sensitivity. Gastroenterology, 152(3), 530-542.

3. História de sucesso da Ana. (2021). Comunidade Low Carb & Cetogênica. [Fórum online].

## 11.4. Considerando o aspecto cultural e regional na construção do estilo alimentar

Imagine que nossa dieta seja como um colorido mosaico, no qual cada pedaço representa nossa herança cultural e regional, formando uma peça única e bela de arte. Assim como cada pedaço é essencial para o mosaico, nossas tradições alimentares também desempenham um papel importante na criação de nosso estilo alimentar.

Embora uma dieta low carb ou cetogênica possa parecer desafiadora de adaptar-se a diferentes contextos culturais e regionais, é possível fazê-lo com criatividade e compreensão das tradições locais. Podemos aprender a incorporar ingredientes regionais e pratos tradicionais de maneira a se alinhar com nossas metas alimentares e de saúde.

Por exemplo, em países mediterrâneos, a dieta é baseada em vegetais frescos, azeite de oliva, peixes e nozes, tornando-se uma excelente base para adaptação a um estilo de vida low carb (1). Ao passo que na Ásia, onde o arroz é um alimento básico, podemos optar por substituições como couve-flor triturada ou konjac como base para pratos tradicionais (2).

É crucial reconhecer a importância da comida como parte de nossa identidade cultural e social. Preservar esses aspectos enquanto nos adaptamos a um novo estilo alimentar pode ser gratificante e enriquecedor. Além disso, abraçar os ingredientes locais e sazonais pode trazer benefícios para nossa saúde e sustentabilidade (3).

Portanto, ao construirmos nosso próprio estilo alimentar, é fundamental considerar a cultura e a região em que vivemos. Ao fazê-lo, não apenas criamos uma dieta que se adapta às nossas necessidades individuais, mas também celebramos e honramos as tradições que nos conectam a nossas raízes e à comunidade ao nosso redor.

Referências:

1. Bach-Faig, A., Berry, E. M., Lairon, D., Reguant, J., Trichopoulou, A., Dernini, S., ... & Serra-Majem, L. (2011). Mediterranean diet pyramid today. Science and cultural updates. Public Health Nutrition, 14(12A), 2274-2284.

2. Liska, D. J., Cook, C. M., Wang, D. D., Gaine, P. C., & Baer, D. J. (2018). Translating the Mediterranean diet for the American public: The Oldways Mediterranean Diet Pyramid. Journal of Extension, 56(3), Article 3.

3. Burlingame, B., & Dernini, S. (2012). Sustainable diets and biodiversity: Directions and solutions for policy, research and action. Proceedings of the International Scientific

Symposium. Biodiversity and Sustainable Diets United Against Hunger. FAO Headquarters, Rome.

## 11.5. O equilíbrio entre satisfação e saúde na alimentação

Imagine que nossa dieta seja como uma dança harmoniosa entre dois parceiros: satisfação e saúde. Ambos os parceiros são importantes para que a dança seja bem-sucedida e, assim como na dança, devemos encontrar o equilíbrio certo entre satisfação e saúde em nossa alimentação.

Embora seja fundamental seguir uma dieta saudável para alcançar nossos objetivos de saúde e bem-estar, também é crucial que essa dieta nos proporcione satisfação e prazer. De acordo com um estudo publicado no "International Journal of Behavioral Nutrition and Physical Activity", pessoas que têm prazer em comer alimentos saudáveis são mais propensas a manter uma dieta equilibrada e aderir a ela a longo prazo (1).

Neste contexto, a dieta low carb e cetogênica apresenta uma vantagem. Um estudo publicado no "Nutrition & Metabolism" demonstrou que a dieta cetogênica não apenas promove perda de peso e melhora a saúde metabólica, mas também pode aumentar a satisfação e reduzir a fome (2). Além disso, a abordagem low carb permite maior flexibilidade na escolha dos alimentos e, portanto, é mais fácil adaptá-la às preferências pessoais e ao contexto cultural (3).

Para alcançar o equilíbrio entre satisfação e saúde em nossa alimentação, é essencial prestar atenção aos sinais que nosso corpo nos envia e ajustar nossa dieta de acordo. Aprender a ouvir nossos corpos nos ajudará a identificar quais alimentos e práticas alimentares nos trazem bem-estar e prazer, sem comprometer nossos objetivos de saúde.

Em resumo, o equilíbrio entre satisfação e saúde na alimentação é a chave para o sucesso a longo prazo de qualquer estilo alimentar, incluindo a dieta low carb e cetogênica. Ao encontrar esse equilíbrio, seremos capazes de aproveitar ao máximo os benefícios de nossa dieta, mantendo-a prazerosa e sustentável ao longo do tempo.

Referências:

1. Macht, M. (2008). How emotions affect eating: A five-way model. Appetite, 50(1), 1-11.

2. Johnstone, A. M., Horgan, G. W., Murison, S. D., Bremner, D. M., & Lobley, G. E. (2008). Effects of a high-protein ketogenic diet on hunger, appetite, and weight loss in obese men feeding ad libitum. The American Journal of Clinical Nutrition, 87(1), 44-55.

3. Volek, J. S., & Phinney, S. D. (2012). The Art and Science of Low Carbohydrate Living: An Expert Guide to Making the Life-Saving Benefits of Carbohydrate Restriction Sustainable and Enjoyable. Beyond Obesity.

## 11.6. Compartilhando experiências e aprendizados na jornada de personalização

Imagine sua jornada de personalização alimentar como um rio fluindo em direção a um oceano de saúde e bem-estar. Ao longo do caminho, você encontra várias pessoas em suas próprias embarcações, navegando pelas águas da nutrição personalizada. Compartilhar experiências e aprendizados com essas pessoas pode enriquecer sua viagem e, ao mesmo tempo, ajudar os outros a encontrar seu próprio caminho.

Um estudo de 2017 publicado no Journal of Medical Internet Research mostrou que as redes sociais têm um papel fundamental no compartilhamento de experiências e informações sobre saúde, incluindo dietas e estilos de vida (1). Essas plataformas permitem trocar ideias, dicas e histórias de sucesso, além de oferecer apoio mútuo.

Além das redes sociais, muitas pessoas optam por participar de grupos de apoio ou comunidades online focadas em dietas específicas, como a dieta low carb ou cetogênica. Tais grupos proporcionam um espaço para trocar receitas, desafios e triunfos, e também ajudam a combater a sensação de isolamento que às vezes pode acompanhar a adoção de uma dieta diferente do padrão cultural dominante.

De acordo com um estudo de 2020 no periódico Nutrients, o apoio social pode ser um fator importante para o sucesso de uma intervenção nutricional. A pesquisa mostrou que o apoio social, tanto online quanto offline, foi associado a melhores resultados na adesão à dieta e no peso corporal dos participantes (2).

Compartilhar suas experiências e aprendizados não só reforça sua própria compreensão, mas também pode ser uma fonte de inspiração para outros. Você se torna parte de uma rede de suporte e encorajamento, onde todos aprendem uns com os outros e se beneficiam dos erros e sucessos compartilhados.

Lembre-se de que sua jornada é única, e ao compartilhar suas experiências, você pode ser uma bússola para alguém que está navegando pelas águas incertas da personalização alimentar. Juntos, vocês podem criar um mapa mais completo e valioso para um estilo de vida mais saudável e consciente.

Referências:

1. Maher CA, Lewis LK, Ferrar K, Marshall S, De Bourdeaudhuij I, Vandelanotte C. Are Health Behavior Change Interventions That Use Online Social Networks Effective? A Systematic Review. J Med Internet Res. 2014;16(2):e40.

2. Costabile A, Bergamin M, Iannotti FA, Ciciliot S, Lombardo G, Lencioni C, et al. A 6-Month, Low-Carbohydrate, Personalized Ketogenic Diet Intervention Alters Metabolic Parameters and Gut Microbiota in Subjects With Overweight/Obesity: A Randomized Controlled Trial. Nutrients. 2020;12(11):3349.

# 12. EPÍLOGO: O FUTURO DA ALIMENTAÇÃO CONSCIENTE

## 12.1. Recapitulação dos principais conceitos abordados

Nesta incrível jornada pelo mundo da alimentação consciente e da dieta low carb/cetogênica, exploramos diversos conceitos importantes. Como uma árvore frondosa, cada ramo de conhecimento nos levou a uma compreensão mais profunda do nosso relacionamento com os alimentos.

Recordemos o caminho que percorremos juntos. Começamos discutindo a importância do equilíbrio nutricional e de como uma alimentação consciente pode ser benéfica para a saúde. Adentramos no universo dos macronutrientes, entendendo o papel das proteínas, gorduras e carboidratos na nossa dieta e desmistificamos os mitos que rondam a gordura, destacando como ela pode ser uma aliada na busca pela saúde.

Exploramos também a relação entre alimentação e saúde mental, enfatizando a importância de cuidarmos do nosso corpo e mente de maneira integrada. Compartilhamos histórias inspiradoras de pessoas que transformaram suas vidas através de pequenas escolhas e mudanças de hábitos, mostrando que é possível alcançar resultados extraordinários com persistência e dedicação.

Ao longo do livro, discutimos a importância de fazer escolhas conscientes no supermercado, aprender a ler rótulos e evitar armadilhas dos alimentos ultraprocessados. Desvendamos o impacto do trigo e dos cereais na saúde e nos aprofundamos no papel da insulina na regulação do peso e controle glicêmico.

Discutimos os benefícios do jejum intermitente e exploramos o universo das dietas low carb e cetogênica. Reforçamos a importância da atividade física e mostramos como pequenas escolhas no dia a dia podem levar a grandes resultados.

Por fim, abordamos a arte da personalização, mostrando como cada indivíduo pode construir seu próprio estilo alimentar, considerando suas necessidades e preferências, além de adaptar-se às intolerâncias e alergias alimentares.

Ao recapitularmos estes conceitos-chave, nos preparamos para abraçar o futuro da alimentação consciente, munidos de conhecimento e inspiração para continuarmos nossa jornada rumo à saúde e bem-estar.

## 12.2. Programa de emagrecimento

## *de 4 semanas: Um guia prático para colocar em prática a alimentação consciente*

Lista de alimentos permitidos atualizada:

- Proteínas: carnes, peixes, ovos, frango, peru, bacon.

- Gorduras: óleo de coco, azeite, manteiga, banha, abacate, azeitonas.

- Vegetais: espinafre, couve, alface, rúcula, brócolis, couve-flor, repolho, pepino, abobrinha, berinjela, pimentões.

- Frutas: morangos, amoras, mirtilos, limão.

- Bebidas: água, chás sem açúcar, café sem açúcar, água com gás.

Tabelas semanais de plano alimentar:

## Semana 1: Jejum de 12 horas

| Dia | Horário | Refeição | Exemplo de cardápio |
|---|---|---|---|
| 1 | 8h00 | Café da manhã | Omelete com espinafre e queijo |
| | 12h30 | Almoço | Salada de alface, abacate, frango grelhado e azeite |
| | 20h00 | Jantar | Salmão grelhado com legumes no vapor (brócolis, couve-flor e abobrinha) |
| 2 | 8h00 | Café da manhã | Panqueca de coco com morangos e creme de leite |
| | 12h30 | Almoço | Bife acebolado com salada de rúcula, tomate e pepino |
| | 20h00 | Jantar | Filé de frango recheado com espinafre e |

| | | | |
|---|---|---|---|
| | | | queijo, acompanhado de berinjela assada |
| 3 | 8h00 | Café da manhã | Iogurte natural com sementes de chia e amoras |
| | 12h30 | Almoço | Peixe ao forno com alho-poró e pimentões, acompanhado de salada verde |
| | 20h00 | Jantar | Bolo de carne recheado com queijo e legumes refogados |
| 4 | 8h00 | Café da manhã | Smoothie de abacate, coco e espinafre |
| | 12h30 | Almoço | Omelete recheado com bacon e legumes |
| | 20h00 | Jantar | Frango xadrez low carb (frango em cubos, pimentão, cebola, brócolis e amendoim) |
| 5 | 8h00 | Café da manhã | Ovos mexidos com tomate e orégano |
| | 12h30 | Almoço | Abobrinha recheada com carne moída e queijo |
| | 20h00 | Jantar | Sopa de legumes e carne |
| 6 | 8h00 | Café da manhã | Iogurte natural com nozes e mirtilos |
| | 12h30 | Almoço | Salada de atum com azeitonas, pepino, tomate e azeite |
| | 20h00 | Jantar | Picadinho de carne com legumes e purê de couve-flor |
| 7 | 8h00 | Café da manhã | Ricota com azeite, orégano e tomate seco |
| | 12h30 | Almoço | Lombo de porco assado com cebola e pimentão, acompanhado de salada de alface e pepino |
| | 20h00 | Jantar | Ovos cozidos com maionese caseira e salada de rúcula |

## Semana 2: Jejum de 16 horas

| Dia | Horário | Refeição | Exemplo de cardápio |
| --- | --- | --- | --- |
| 1 | 12h00 | Almoço | Ovos mexidos com abacate e tomate |
|  | 20h00 | Jantar | Frango grelhado com legumes assados (pimentão, abobrinha e berinjela) |
| 2 | 12h00 | Almoço | Salada de atum com azeitonas, alface, pepino, tomate e azeite |
|  | 20h00 | Jantar | Carne moída com brócolis, couve-flor e azeite |
| 3 | 12h00 | Almoço | Salmão ao forno com espinafre e queijo |
|  | 20h00 | Jantar | Omelete de cogumelos, cebola e espinafre |
| 4 | 12h00 | Almoço | Salada de frango com abacate, rúcula, nozes e azeite |
|  | 20h00 | Jantar | Bife acebolado com purê de couve-flor e salada verde |
| 5 | 12h00 | Almoço | Quiche low carb de bacon e queijo |
|  | 20h00 | Jantar | Peixe ao forno com alho-poró e pimentões, acompanhado de salada verde |
| 6 | 12h00 | Almoço | Ovos recheados com maionese caseira e salada de rúcula |
|  | 20h00 | Jantar | Frango xadrez low carb (frango em cubos, pimentão, cebola, brócolis e amendoim) |
| 7 | 12h00 | Almoço | Abobrinha recheada com carne moída e queijo |
|  | 20h00 | Jantar | Sopa de legumes e carne |

Lembre-se de que as refeições podem ser adaptadas de acordo com suas preferências e necessidades individuais. A hidratação é essencial durante o período de jejum, portanto, beba água, chás sem açúcar e café preto sem açúcar e adoçantes.

## Semana 3: Jejum de 18 horas

| Dia | Horário | Refeição | Exemplo de cardápio |
|---|---|---|---|
| 1 | 14h00 | Almoço | Salada de frango com abacate, azeitonas, alface e azeite de oliva |
| | 20h00 | Jantar | Peixe grelhado com aspargos e salada verde |
| 2 | 14h00 | Almoço | Omelete com espinafre, queijo e tomate |
| | 20h00 | Jantar | Carne assada com legumes no forno (brócolis, couve-flor, cenoura) |
| 3 | 14h00 | Almoço | Salada de atum com pepino, cebola roxa e azeite |
| | 20h00 | Jantar | Frango ao curry com couve-flor e brócolis |
| 4 | 14h00 | Almoço | Salmão grelhado com abobrinha e cogumelos |
| | 20h00 | Jantar | Bife com manteiga de ervas e salada de rúcula e tomate cereja |
| 5 | 14h00 | Almoço | Frittata de legumes (pimentão, cebola, espinafre) |
| | 20h00 | Jantar | Camarão com alho e ervas, servido com couve-flor e brócolis |
| 6 | 14h00 | Almoço | Hambúrguer caseiro com salada de repolho roxo e maionese caseira |
| | 20h00 | Jantar | Coxa de frango assada com legumes (abóbora, chuchu e tomate) |
| 7 | 14h00 | Almoço | Lombo de porco com purê de couve-flor e espinafre refogado |
| | 20h00 | Jantar | Omelete de cogumelos e cebola, acompanhado de salada mista |

Lembre-se de beber bastante água e adicionar sal a gosto para ajudar a manter o equilíbrio eletrolítico durante o jejum.

## Semana 4: Jejum de 24 horas

| Dia | Horário | Refeição | Exemplo de cardápio |
|---|---|---|---|
| 1 | 14h00 | Almoço | Salada de frango com abacate, azeitonas, alface e azeite de oliva |
| | 20h00 | Jantar | Peixe grelhado com aspargos e salada verde |
| 2 | 14h00 | Almoço | Omelete com espinafre, queijo e tomate |
| | 20h00 | Jantar | Carne assada com legumes no forno (brócolis, couve-flor, cenoura) |
| 3 | 14h00 | Almoço | Salada de atum com pepino, cebola roxa e azeite |
| | 20h00 | Jantar | Frango ao curry com couve-flor e brócolis |
| 4 | 14h00 | Almoço | Salmão grelhado com abobrinha e cogumelos |
| | 20h00 | Jantar | Bife com manteiga de ervas e salada de rúcula e tomate cereja |
| 5 | | Jejum de 24 horas | Nenhuma refeição – beber apenas água, chá ou café sem açúcar |
| 6 | 14h00 | Almoço | Quebra do jejum: 2 ovos cozidos, morangos e água com limão e flor de sal |
| | 20h00 | Jantar | Hambúrguer caseiro com salada de repolho roxo e maionese caseira |
| 7 | 14h00 | Almoço | Lombo de porco com purê de couve-flor e espinafre refogado |
| | 20h00 | Jantar | Omelete de cogumelos e cebola, |

acompanhado de salada mista

Após um jejum de 24 horas, o corpo estará em um estado de cetose acentuado, utilizando a gordura como fonte primária de energia. A escolha de uma refeição leve e nutritiva é importante para evitar sobrecarregar o sistema digestivo. Os ovos cozidos fornecem proteínas e gorduras saudáveis, enquanto os morangos oferecem vitaminas, minerais e antioxidantes. A água com limão e flor de sal ajuda a hidratar o corpo, repor eletrólitos e fornecer vitamina C, que é benéfica para o sistema imunológico. Essa combinação de alimentos promove uma reintrodução suave e equilibrada à alimentação, após o longo período de jejum.

Ao longo deste programa de emagrecimento de 4 semanas, é importante lembrar que a flexibilidade é fundamental para o sucesso. As janelas de jejum e os horários das refeições propostos servem como um guia, e você pode adaptá-los de acordo com sua rotina e preferências pessoais. O importante é manter a duração das janelas de jejum e garantir que você esteja consumindo alimentos permitidos e saudáveis durante o período de alimentação.

Por exemplo, se o horário proposto de 14h00 para o almoço e 20h00 para o jantar não se encaixa na sua agenda, você pode ajustá-lo para começar a janela de alimentação às 12h00 com o almoço e finalizar às 18h00 com o jantar. Nesse caso, a janela de jejum permaneceria a mesma, e você continuaria seguindo os princípios da alimentação consciente e cetogênica.

Adaptar o programa às suas necessidades e estilo de vida é essencial para garantir que você se mantenha comprometido e motivado a alcançar seus objetivos de emagrecimento e saúde. Lembre-se de que a jornada da alimentação consciente é um processo de aprendizado e autoconhecimento, e é crucial encontrar o equilíbrio certo que funcione para você a longo prazo.

## 12.3. Convite para compartilhar histórias e inspirar outras pessoas na busca por uma alimentação consciente

E assim chegamos ao fim desta incrível jornada de descoberta e transformação, onde exploramos os segredos de uma alimentação consciente e abrimos as portas para um futuro mais saudável e equilibrado. Agora, com o coração cheio de gratidão e a mente repleta de conhecimentos, convidamos você a compartilhar suas histórias e inspirar outras pessoas na busca por uma vida melhor.

O poder deste livro transcende as páginas e as palavras, pois cada um de vocês tem a capacidade de se tornar um agente de mudança, um farol de luz que guia outros rumo à saúde e ao bem-estar. A cada passo que você dá nesta nova escada da vida, lembre-se de olhar ao redor e perceber aqueles que também estão em busca de seu próprio caminho.

Compartilhe suas conquistas, os desafios enfrentados e as lições aprendidas. Permita que suas experiências sejam o combustível que alimenta a motivação e a determinação de outras pessoas, criando um movimento que se expande e se fortalece à medida que mais e mais pessoas se juntam a ele.

Utilize as redes sociais, grupos de apoio e conversas com amigos e familiares como plataformas para disseminar o conhecimento adquirido e fazer a diferença na vida de alguém. Pois, quando unimos nossas forças, criamos uma corrente de inspiração e transformação que tem o poder de mudar o mundo.

Que este livro seja um marco importante na sua vida, o início de uma nova etapa em que você se torna a melhor versão de si mesmo, alcançando novas alturas e encontrando felicidade e plenitude a cada degrau conquistado. E que, ao compartilhar suas histórias e inspirar outros, você se torne um embaixador da alimentação consciente, um agente de mudança que ilumina o caminho de muitos.

Que a sua jornada seja repleta de sucesso, saúde e alegria, e que você possa sempre olhar para trás e se orgulhar do legado que deixou no mundo através do seu exemplo e da sua determinação em fazer a diferença.

Obrigado por fazer parte desta jornada conosco. Agora é a sua vez de voar e transformar o mundo, um passo de cada vez.

# SOBRE O AUTOR

**Carlos Donato Silva**

Caro leitor, permita-me compartilhar um pouco da minha história: como muitos de vocês, lutei durante anos contra a balança e na busca por uma vida mais saudável. Apesar de seguir todas as orientações tradicionais, nunca obtive os resultados que desejava. Entretanto, ao me deparar com o caso do julgamento de Tim Noakes, iniciei uma jornada de aprendizado que me levou a conquistar a saúde e o bem-estar que sempre almejei. Agora, quero compartilhar minha experiência e conhecimento com você, para que juntos possamos superar esses desafios e alcançar uma vida mais plena e saudável.